Abnehmtagebuch

DIÄT- UND FITNESSTAGEBUCH ZUR UNTERSTÜTZUNG BEIM ABNEHMEN ODER ANDERE DIÄTEN

Haftungsausschluss

Nährwertliste

GEMÜSE UND HÜLSENFRÜCHTE

Lebensmittel (100)g	KH	PRO	FETT	KCAL
Steinpilze	0,5	3,6	0,4	32
Chicorée	0,7	1	0,2	14
Tofu	0,7	8,1	4,8	81
Spinat	0,8	2,7	0,4	23
Champignons	1,1	2,9	0,3	22
Chinakohl	1,2	1,1	0,3	16
Stangensellerie	1,5	0,9	0,1	14
Sauerkraut	1,7	1,3	0,3	19
Gurke	2	0,7	0,1	13
Zucchini	2	1,8	0,2	19
Blumenkohl	2,3	2,4	0,3	26
Brokkoli	2,4	3	0,4	31
Paprika	2,6	0,8	0,3	20
Aubergine	3,1	1	0,2	23
Tomate	3,2	0,8	0,3	21
Spargel	3,3	2,2	0,2	27
Rotkohl	4	1,4	0,3	30
Kürbis	4,5	0,6	0,1	23
Sojasprossen	4,7	5,5	1	55
Zwiebel	7	1,3	0,2	39

OBST UND OBSTPRODUKTE

Lebensmittel (100)g	KH	PRO	FETT	KCAL
Pfirsich	10	0,5	0,2	48
Mandarine	10	0,7	0,2	47
Aprikose	10	0,8	0,1	48
Kiwi	9,9	1,1	0,6	54
Pflaume	8,8	0,6	0,1	43
Orange	8,6	1	0,2	44
Honigmelone	8	0,7	0,1	38
Holunderbeere	7,4	2,5	0,5	52
Preiselbeere	7,1	0,3	0,5	40
Himbeere	7	1,2	0,6	52
Erdbeere	7	0,7	0,5	40
Wassermelone	6,3	0,5	0,3	30
Quitten	6,3	0,3	0,2	41
Brombeere	6,2	1	0,4	44
Johannisbeere	5	1,1	0,5	45
Zitrone	2,9	0,8	0,4	22
Rhabarber	1	0,6	0,1	12
Avocado	0,8	1,8	14,2	144
Oliven	0	1,3	12,5	126

FISCH UND MEERESFRÜCHTE

Lebensmittel (100)g	KH	PRO	FETT	KCAL
Fisch	0	20,2	6,2	137
Scampi	0,8	19,6	1,3	93
Garnelen	1,2	11,4	0,6	56
Kalmar	2,3	16	1,1	83
Miesmuscheln	3,4	11,7	2,7	85

NÜSSE UND SAMEN

Lebensmittel (100)g	KH	PRO	FETT	KCAL
Paranüsse	3,2	16,6	66,5	692
Mandeln	4	21,2	49,9	576
Kürbiskerne	4,7	32,6	49,1	603
Kokosraspeln	6,4	6,2	63,3	660
Haselnüsse	6,9	15,2	59,5	643
Walnüsse	7	15,9	70,8	742

FLEISCH, EIER UND WURST

Lebensmittel (100)g	KH	PRO	FETT	KCAL
Fleisch	0	21,5	6,6	145
Hühnerei	0,3	11,9	10,3	142
Rohschinken	0,3	31	11,5	229
Trockenfleisch	0,4	39,3	3,5	190
Vorderschinken	0,4	18,6	3,3	106
Leberwurst	0,5	20,8	22,9	292
Kochspeck	0,6	17,8	27,6	322
Aufschnitt	0,7	14,1	25,5	289
Mortadella	0,8	15,7	26,6	305
Fleischkäse	1,4	12,5	22,3	256
Leber	2,8	17,8	15,9	226

MILCHPRODUKTE

Lebensmittel (100)g	KH	PRO	FETT	KCAL
Vollmilch	4,6	3,3	3,4	62
Naturjoghurt	4,5	4	3,6	66
Magerquark	4,2	10,8	0,2	62
Buttermilch	4	3,2	0,5	33
Sahne	3,1	2	34,8	334
Hüttenkäse	2,4	12,7	4,5	101
Schafskäse	1,5	17	18,8	243
Mozzarella	0,7	18,7	19,5	253
Weichkäse	0	19,3	27,4	324
Schmelzkäse	0	16	21,2	255
Hartkäse	0	27,2	32,1	400

Meine Körpermaße

VORHER:

Arme

Brust

Taille

Popo

Oberschenkel

Wade

Gewicht

BMI

Ziele:

Platz für ein Foto

NACHHER:

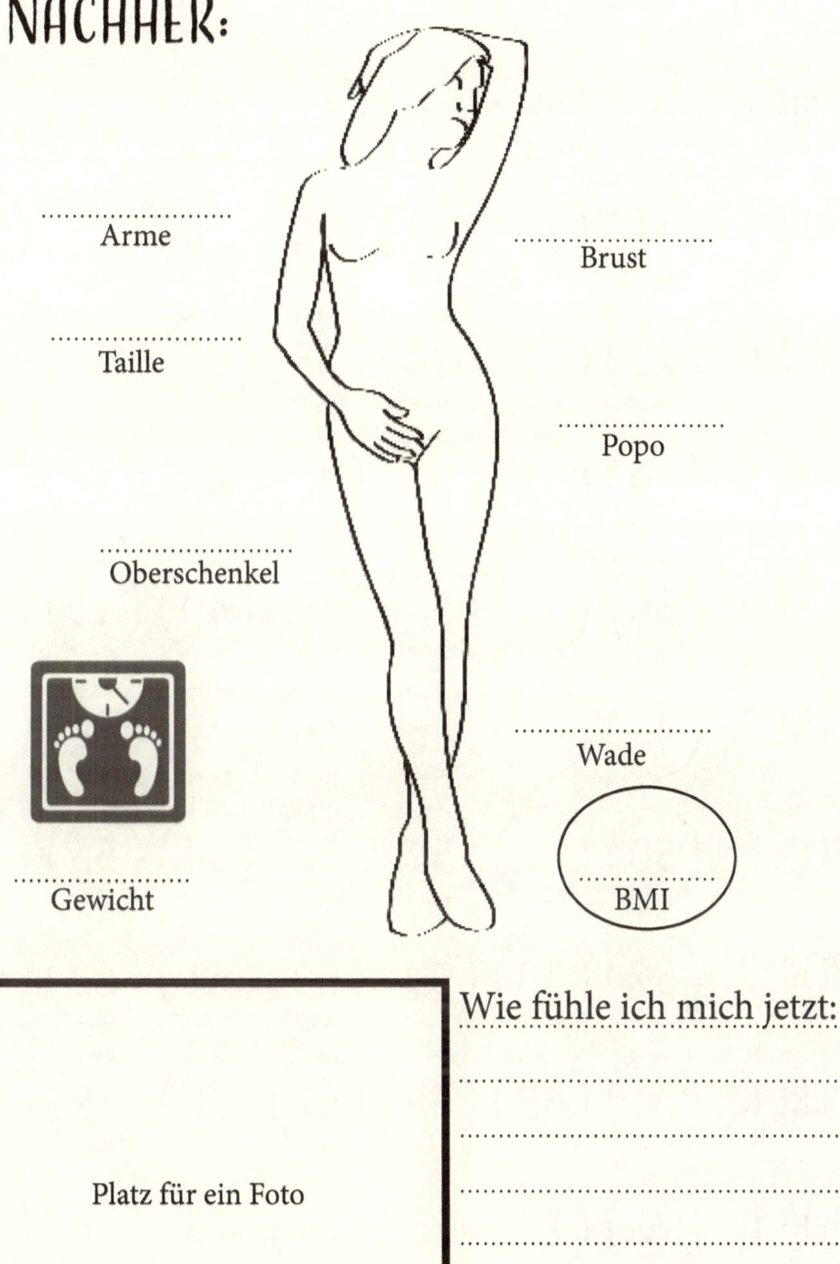

Platz für ein Foto

Wie fühle ich mich jetzt:

WOCHE 1	1	2	3	4	5	6	7
WOCHE 2	8	9	10	11	12	13	14
WOCHE 3	15	16	17	18	19	20	21
WOCHE 4	22	23	24	25	26	27	28
WOCHE 5	29	30	31	32	33	34	35
WOCHE 6	36	37	38	39	40	41	42
WOCHE 7	43	44	45	46	47	48	49
WOCHE 8	50	51	52	53	54	55	56
WOCHE 9	57	58	59	60	61	62	63
WOCHE 10	64	65	66	67	68	69	70
WOCHE 11	71	72	73	74	75	76	77
WOCHE 12	78	79	80	81	82	83	84
WOCHE 13	85	86	87	88	89	90	

Ein paar Worte zum Start

DIÄTMOTIVATION NICHT ZU FRÜH VERLIEREN - GEDULD ZAHLT SICH AUS

Der Körper fährt sich häufig erst nach mehreren Tagen und sportlichen Aktivitäten auf die Diät ein. Wichtig ist hierbei, dass die Diät schonend und Stück für Stück angeleitet wird. Bei rapiden Umstellungen geht der Körper in ein "Notprogramm" über und der Stoffwechsel schaltet auf Sparflamme. Es wird weniger Energie verbrannt, Sport und Nahrungsverzicht schlagen auf der Waage nicht zu Buche.

Viele sind erst richtig motiviert, scheitern dann aber an dieser Geduldsprobe. Da sich der Erfolg auch nach Tagen nicht einstellt, fallen viele in ihre alten Gewohnheiten zurück. Das Problem hierbei ist aber der berüchtigte "Jojo-Effekt" - der Körper befindet sich noch auf und die plötzliche Zufuhr an kalorienreichen Lebensmittel kombiniert mit wenig Bewegung setzt sich gleich in Form von weiteren Rollen am Körper fest. Vergebens war die wenn auch kurze Zeit des Verzichts.

"GUT DING BRAUCHT WEILE"

Wichtig ist es, nicht zu früh aufzugeben. Letztendlich wird die Geduld bei einer Diät belohnt. Hat der Körper sich einmal an die neue Situation gewöhnt, werden die Pfunde purzeln. Nach der Gewöhnungsphase stellt sich der Stoffwechsel auf die verminderte Zufuhr an Nahrung und den erhöhten Verbrauch an Kalorien ein und greift auf die Reserven an Hüfte, Bauch und Po zurück. Die Belohnung für die Geduld ist das Abnehmen.

IM VERLAUF DES BUCHES GIBT ES IMMER WIEDER TIPPS ZUM DURCHHALTEN

In den markierten Tagen 7, 30, 45 und 60 gibt es etwas Motivation - sollten Sie an sich verzweifeln, blättern Sie kurz dort hin um ein paar Tipps und Tricks zum leichteren Durchhalten zu bekommen.

UND DAMIT WÜNSCHE ICH VIEL ERFOLG UND VORALLEM VIEL SPAß MIT DIESEM BUCH!

Tag 1

6:00

Frühstück: KCAL KCAL

····························· ··············· ····························· ···············
····························· ··············· ····························· ···············
····························· ··············· ····························· ···············
····························· ··············· ····························· ···············

Gesamt KCAL:

10:00

Mittagessen: KCAL KCAL

····························· ··············· ····························· ···············
····························· ··············· ····························· ···············
····························· ··············· ····························· ···············
····························· ··············· ····························· ···············
····························· ··············· ····························· ···············
····························· ··············· ····························· ···············

Gesamt KCAL:

15:00

Snacks: KCAL KCAL

····························· ··············· ····························· ···············
····························· ··············· ····························· ···············
····························· ··············· ····························· ···············

Gesamt KCAL:

Abendessen: KCAL KCAL

····························· ··············· ····························· ···············
····························· ··············· ····························· ···············
····························· ··············· ····························· ···············
····························· ··············· ····························· ···············
····························· ···············

Gesamt KCAL:

····························· ···············

Kalorien TAG:

7:00 8:00 9:00 11:00 12:00 13:00 14:00 16:00 17:00 18:00 19:00 20:00 21:00 22:00

SO ZUFRIEDEN BIN ICH HEUTE

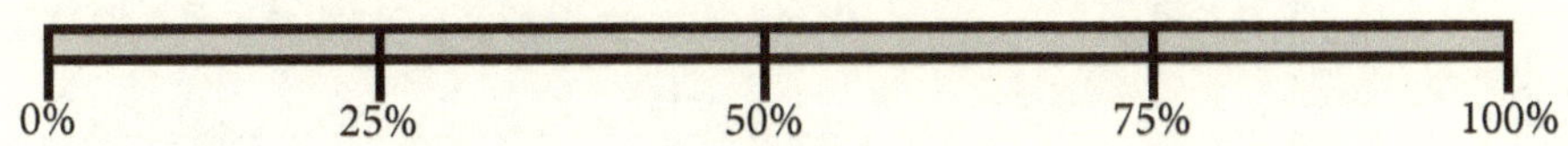

BEWEGUNG UND FITNESS:

	SET / REPS / DISTANZ	DAUER

DAS LIEF HEUTE GUT:

DAS KÖNNTE BESSER GEHEN:

NOTIZEN ZUM TAG:

Tag 2

6:00
7:00
8:00
9:00
10:00
11:00
12:00
13:00
14:00
15:00
16:00
17:00
18:00
19:00
20:00
21:00
22:00

Frühstück: KCAL | KCAL

Gesamt KCAL:

Mittagessen: KCAL | KCAL

Gesamt KCAL:

Snacks: KCAL | KCAL

Gesamt KCAL:

Abendessen: KCAL | KCAL

Gesamt KCAL:

Kalorien TAG:

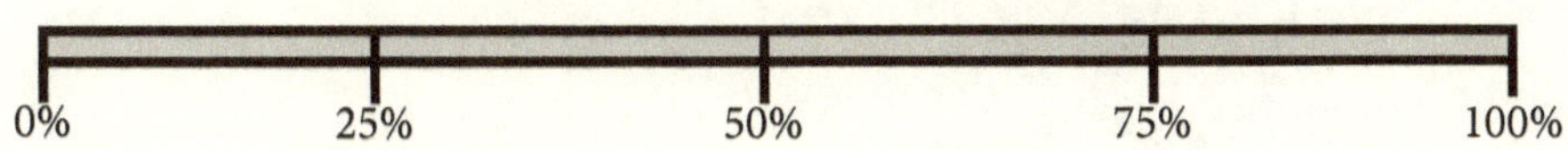

BEWEGUNG UND FITNESS:

	SET / REPS / DISTANZ	DAUER

DAS LIEF HEUTE GUT:

DAS KÖNNTE BESSER GEHEN:

NOTIZEN ZUM TAG:

Tag 3

6:00			

Frühstück: KCAL   KCAL

.... | ....

.... | ....

.... | ....

.... | ....

.... | ....

Gesamt KCAL:

Mittagessen: KCAL   KCAL

Gesamt KCAL:

Snacks: KCAL   KCAL

Gesamt KCAL:

Abendessen: KCAL   KCAL

Gesamt KCAL:

Kalorien TAG:

Zeitleiste: 6:00, 7:00, 8:00, 9:00, 10:00, 11:00, 12:00, 13:00, 14:00, 15:00, 16:00, 17:00, 18:00, 19:00, 20:00, 21:00, 22:00

SO ZUFRIEDEN BIN ICH HEUTE

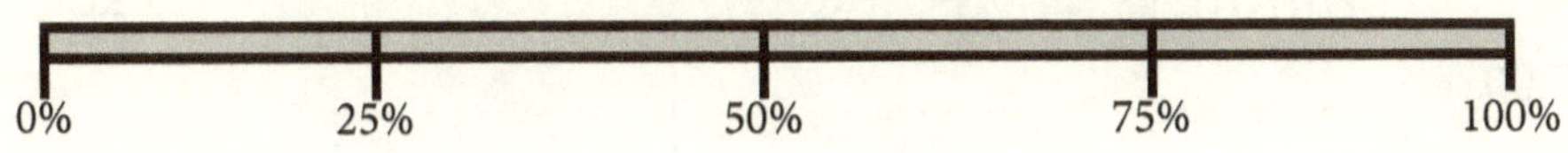

BEWEGUNG UND FITNESS:	SET / REPS / DISTANZ	DAUER

DAS LIEF HEUTE GUT:

DAS KÖNNTE BESSER GEHEN:

NOTIZEN ZUM TAG:

Tag 4

<table>
<tr><td>6:00</td></tr>
</table>

Frühstück: KCAL   KCAL

....
....
....
....
....

Gesamt KCAL:

Mittagessen: KCAL   KCAL

....
....
....
....
....
....
....

Gesamt KCAL:

Snacks: KCAL   KCAL

....
....
....

Gesamt KCAL:

Abendessen: KCAL   KCAL

....
....
....
....
....
....

Gesamt KCAL:

Kalorien TAG:

Zeitleiste: 6:00, 7:00, 8:00, 9:00, 10:00, 11:00, 12:00, 13:00, 14:00, 15:00, 16:00, 17:00, 18:00, 19:00, 20:00, 21:00, 22:00

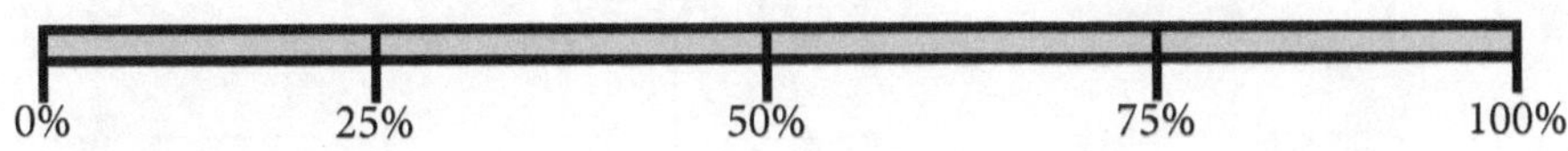

SO ZUFRIEDEN BIN ICH HEUTE

0% 25% 50% 75% 100%

BEWEGUNG UND FITNESS:	SET / REPS / DISTANZ	DAUER

DAS LIEF HEUTE GUT:

DAS KÖNNTE BESSER GEHEN:

NOTIZEN ZUM TAG:

Tag 5

6:00

7:00

8:00

9:00

Frühstück:

KCAL

KCAL

Gesamt KCAL:

10:00

Mittagessen:

KCAL

KCAL

11:00

12:00

13:00

14:00

Gesamt KCAL:

15:00

Snacks:

KCAL

KCAL

16:00

17:00

Gesamt KCAL:

Abendessen:

KCAL

KCAL

18:00

19:00

20:00

21:00

Gesamt KCAL:

22:00

Kalorien TAG:

SO ZUFRIEDEN BIN ICH HEUTE

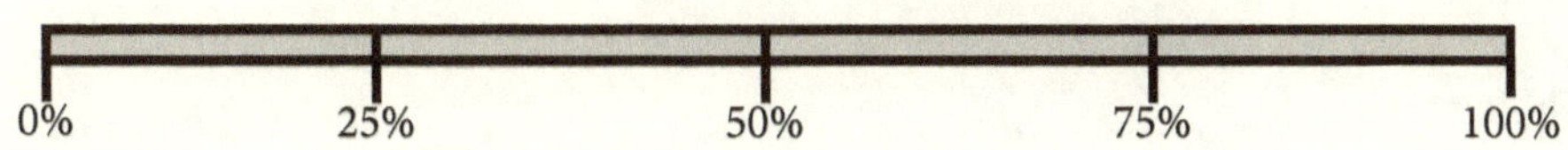

BEWEGUNG UND FITNESS:	SET / REPS / DISTANZ	DAUER

DAS LIEF HEUTE GUT:

DAS KÖNNTE BESSER GEHEN:

NOTIZEN ZUM TAG:

Tag 6

6:00

7:00

8:00

9:00

10:00

11:00

12:00

13:00

14:00

15:00

16:00

17:00

18:00

19:00

20:00

21:00

22:00

Frühstück: KCAL KCAL

Gesamt KCAL:

Mittagessen: KCAL KCAL

Gesamt KCAL:

Snacks: KCAL KCAL

Gesamt KCAL:

Abendessen: KCAL KCAL

Gesamt KCAL:

Kalorien TAG:

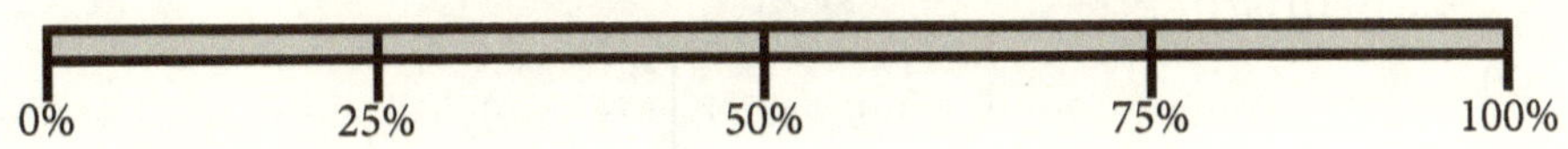

BEWEGUNG UND FITNESS:	SET / REPS / DISTANZ	DAUER

DAS LIEF HEUTE GUT:

DAS KÖNNTE BESSER GEHEN:

NOTIZEN ZUM TAG:

Tag 7

6:00			
7:00			
8:00			
9:00			
10:00			
11:00			
12:00			
13:00			
14:00			
15:00			
16:00			
17:00			
18:00			
19:00			
20:00			
21:00			
22:00			

Frühstück: KCAL KCAL

Gesamt KCAL:

Mittagessen: KCAL KCAL

Gesamt KCAL:

Snacks: KCAL KCAL

Gesamt KCAL:

Abendessen: KCAL KCAL

Gesamt KCAL:

Kalorien TAG:

SO ZUFRIEDEN BIN ICH HEUTE

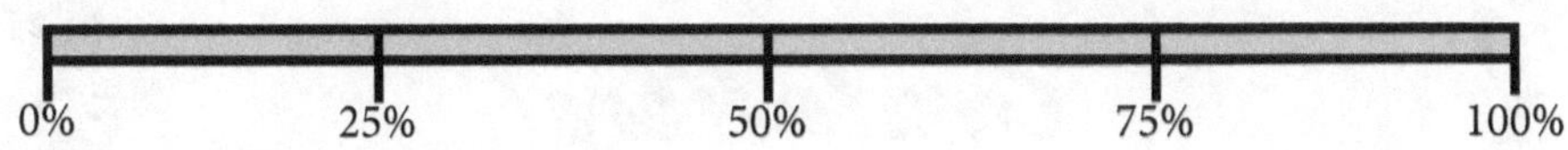

BEWEGUNG UND FITNESS:	SET / REPS / DISTANZ	DAUER

DAS LIEF HEUTE GUT:

DAS KÖNNTE BESSER GEHEN:

NOTIZEN ZUM TAG:

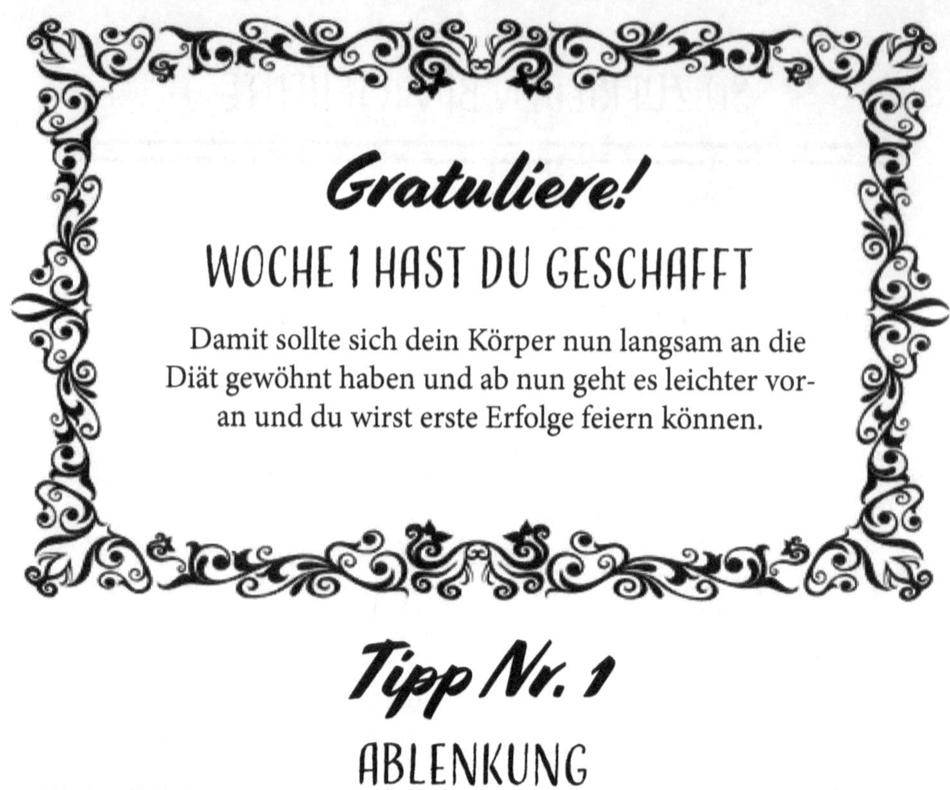

Tipp Nr. 1

ABLENKUNG

Auch wenn zu Beginn einer Diät die Gedanken stets um Gewicht, Kalorien und Verzicht kreisen - lenk dich ab. Damit eine Diät dauerhaft zum Erfolg führen kann, solltest du dich mit Dingen, die dir Spaß bringen, ablenken. Wer ständig an den Verzicht auf geliebte Leckereien denkt, denkt auch zwangsläufig an das sündige Diätbrechen. Schnell ist der gute Vorsatz vergessen, die Motivation vergessen und der Heißhunger treibt einem zum Kühlschrank.

Bevor man in alte Gewohnheiten verfällt, sollte man sich neue Gewohnheiten schaffen die einen glücklich machen. Ein neues Hobby zum Beispiel lässt sich wunderbar mit einer Diät kombinieren. Man muss sich nicht mit Kochen und Essen beschäftigen oder trösten - Zeichnen, Handwerken, Gartenarbeit oder auch ein Haustier beschäftigen und machen Freude. Körperliche Aktivität durch Spaziergänge mit dem Hund oder Erfolgserlebnisse durch das Restaurieren eines alten Möbelstücks - Hobbies setzen Glückshormone frei und kurbeln letztendlich den Stoffwechsel an.

Probiere doch mal ein neues Hobby aus und fördere damit deine Motivation - du wirst merken, Heißhunger und kreisende Gedanken haben zukünftig keinen Platz mehr.

So war die erste Woche:

....
....
....
....
....
....
....
....
....
....
....
....
....
....

Gewichtsdiagramm

Gewicht
KG

Woche 1 2 3 4 5 6 7 8 9 10 11 12

Tag 8

6:00

Frühstück: KCAL KCAL

7:00

....

....

8:00

....

....

9:00

....

Gesamt KCAL:

10:00

Mittagessen: KCAL KCAL

....

11:00

....

....

12:00

....

....

13:00

....

....

14:00

....

Gesamt KCAL:

15:00

Snacks: KCAL KCAL

....

16:00

....

....

17:00

Gesamt KCAL:

Abendessen: KCAL KCAL

18:00

....

....

19:00

....

....

20:00

....

....

21:00

.... Gesamt KCAL:

.... Kalorien TAG:

22:00

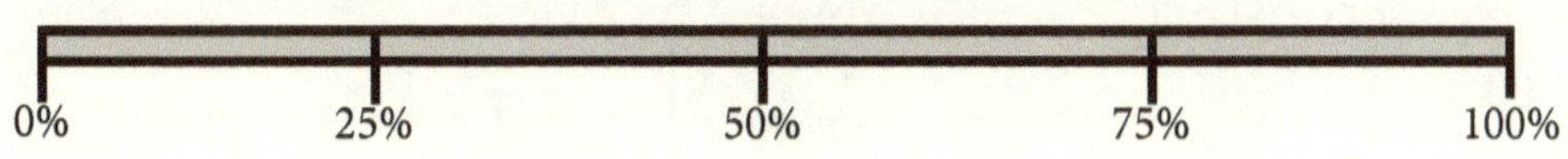

SO ZUFRIEDEN BIN ICH HEUTE

0%   25%   50%   75%   100%

BEWEGUNG UND FITNESS:	SET / REPS / DISTANZ	DAUER

DAS LIEF HEUTE GUT:

DAS KÖNNTE BESSER GEHEN:

NOTIZEN ZUM TAG:

Tag 9

6:00
7:00
8:00
9:00
10:00
11:00
12:00
13:00
14:00
15:00
16:00
17:00
18:00
19:00
20:00
21:00
22:00

Frühstück: KCAL KCAL

Gesamt KCAL:

Mittagessen: KCAL KCAL

Gesamt KCAL:

Snacks: KCAL KCAL

Gesamt KCAL:

Abendessen: KCAL KCAL

Gesamt KCAL:

Kalorien TAG:

SO ZUFRIEDEN BIN ICH HEUTE

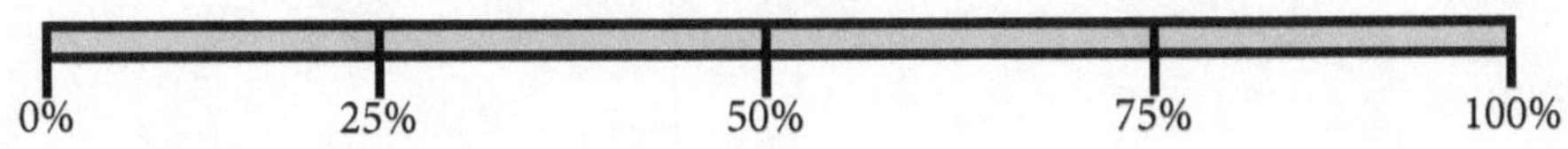

0%   25%   50%   75%   100%

BEWEGUNG UND FITNESS:	SET / REPS / DISTANZ	DAUER

DAS LIEF HEUTE GUT:

DAS KÖNNTE BESSER GEHEN:

NOTIZEN ZUM TAG:

Tag 10

6:00
7:00
8:00
9:00
10:00
11:00
12:00
13:00
14:00
15:00
16:00
17:00
18:00
19:00
20:00
21:00
22:00

Frühstück: KCAL | KCAL

Gesamt KCAL:

Mittagessen: KCAL | KCAL

Gesamt KCAL:

Snacks: KCAL | KCAL

Gesamt KCAL:

Abendessen: KCAL | KCAL

Gesamt KCAL:

Kalorien TAG:

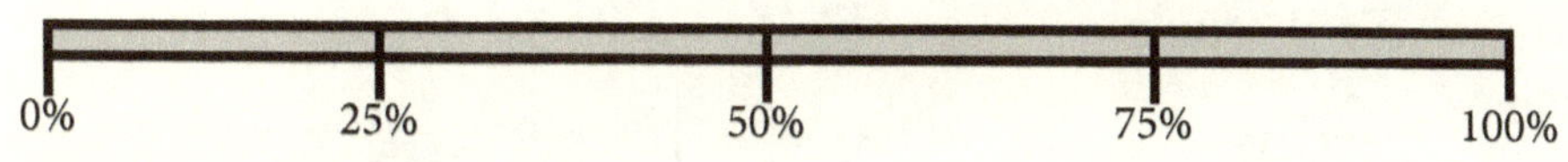

SO ZUFRIEDEN BIN ICH HEUTE

0%   25%   50%   75%   100%

BEWEGUNG UND FITNESS:	SET / REPS / DISTANZ	DAUER

DAS LIEF HEUTE GUT:

DAS KÖNNTE BESSER GEHEN:

NOTIZEN ZUM TAG:

Tag 11

6:00

Frühstück: KCAL   KCAL

7:00

.... | ....

.... | ....

8:00

.... | ....

.... | ....

9:00

.... | ....

         Gesamt KCAL:

10:00

Mittagessen: KCAL   KCAL

.... | ....

11:00

.... | ....

.... | ....

12:00

.... | ....

.... | ....

13:00

.... | ....

.... | ....

14:00

.... | ....

         Gesamt KCAL:

15:00

Snacks: KCAL   KCAL

.... | ....

16:00

.... | ....

.... | ....

17:00

         Gesamt KCAL:

Abendessen: KCAL   KCAL

18:00

.... | ....

.... | ....

19:00

.... | ....

.... | ....

20:00

.... | ....

.... | ....

21:00

.... | Gesamt KCAL:

.... | Kalorien TAG:

22:00

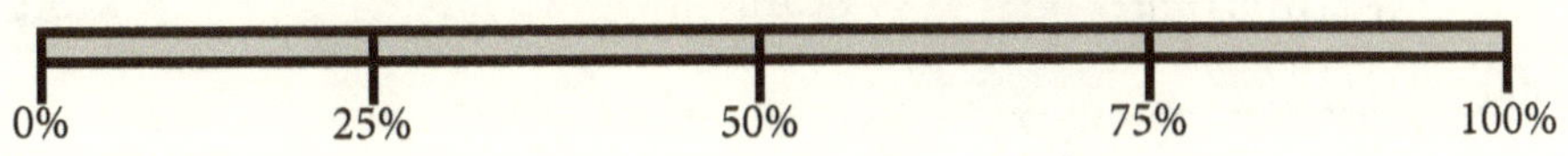

SO ZUFRIEDEN BIN ICH HEUTE

0%   25%   50%   75%   100%

BEWEGUNG UND FITNESS:	SET / REPS / DISTANZ	DAUER

DAS LIEF HEUTE GUT:

DAS KÖNNTE BESSER GEHEN:

NOTIZEN ZUM TAG:

Tag 12

6:00

Frühstück: KCAL   KCAL

....

....

....

....

Gesamt KCAL:

Mittagessen: KCAL   KCAL

....

....

....

....

....

....

....

Gesamt KCAL:

Snacks: KCAL   KCAL

....

....

....

Gesamt KCAL:

Abendessen: KCAL   KCAL

....

....

....

....

....

Gesamt KCAL:

....

Kalorien TAG:

7:00 · 8:00 · 9:00 · 10:00 · 11:00 · 12:00 · 13:00 · 14:00 · 15:00 · 16:00 · 17:00 · 18:00 · 19:00 · 20:00 · 21:00 · 22:00

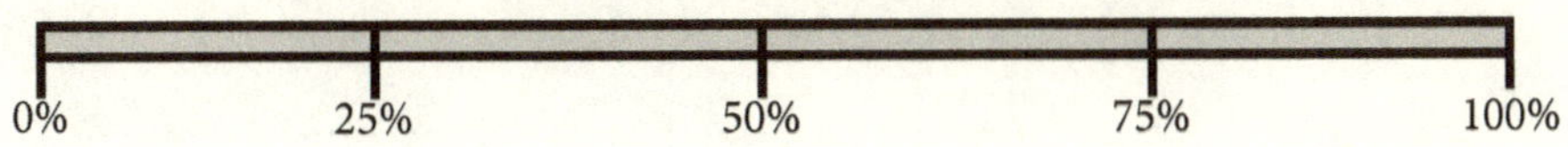

BEWEGUNG UND FITNESS:

BEWEGUNG UND FITNESS:	SET / REPS / DISTANZ	DAUER

DAS LIEF HEUTE GUT:

DAS KÖNNTE BESSER GEHEN:

NOTIZEN ZUM TAG:

Tag 13

6:00
7:00
8:00
9:00
10:00
11:00
12:00
13:00
14:00
15:00
16:00
17:00
18:00
19:00
20:00
21:00
22:00

Frühstück: KCAL   KCAL

Gesamt KCAL:

Mittagessen: KCAL   KCAL

Gesamt KCAL:

Snacks: KCAL   KCAL

Gesamt KCAL:

Abendessen: KCAL   KCAL

Gesamt KCAL:

Kalorien TAG:

SO ZUFRIEDEN BIN ICH HEUTE

0%   25%   50%   75%   100%

BEWEGUNG UND FITNESS:	SET / REPS / DISTANZ	DAUER

DAS LIEF HEUTE GUT:

DAS KÖNNTE BESSER GEHEN:

NOTIZEN ZUM TAG:

Tag 14

6:00

Frühstück: KCAL   KCAL

7:00

8:00

9:00

Gesamt KCAL:

10:00

Mittagessen: KCAL   KCAL

11:00

12:00

13:00

14:00

Gesamt KCAL:

15:00

Snacks: KCAL   KCAL

16:00

17:00

Gesamt KCAL:

Abendessen: KCAL   KCAL

18:00

19:00

20:00

21:00

Gesamt KCAL:

Kalorien TAG:

22:00

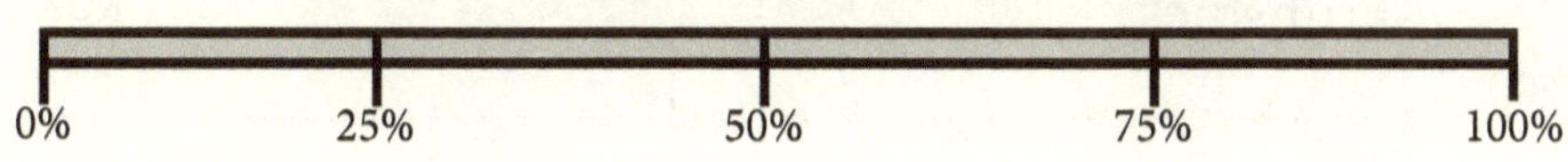

SO ZUFRIEDEN BIN ICH HEUTE

BEWEGUNG UND FITNESS:	SET / REPS / DISTANZ	DAUER

DAS LIEF HEUTE GUT:

DAS KÖNNTE BESSER GEHEN:

NOTIZEN ZUM TAG:

Tag 15

	6:00
	7:00
	8:00
	9:00
	10:00
	11:00
	12:00
	13:00
	14:00
	15:00
	16:00
	17:00
	18:00
	19:00
	20:00
	21:00
	22:00

Frühstück: KCAL KCAL

Gesamt KCAL:

Mittagessen: KCAL KCAL

Gesamt KCAL:

Snacks: KCAL KCAL

Gesamt KCAL:

Abendessen: KCAL KCAL

Gesamt KCAL:

Kalorien TAG:

SO ZUFRIEDEN BIN ICH HEUTE

0%   25%   50%   75%   100%

BEWEGUNG UND FITNESS:	SET / REPS / DISTANZ	DAUER

DAS LIEF HEUTE GUT:

DAS KÖNNTE BESSER GEHEN:

NOTIZEN ZUM TAG:

Tag 16

6:00
7:00
8:00
9:00
10:00
11:00
12:00
13:00
14:00
15:00
16:00
17:00
18:00
19:00
20:00
21:00
22:00

Frühstück: KCAL | KCAL

Gesamt KCAL:

Mittagessen: KCAL | KCAL

Gesamt KCAL:

Snacks: KCAL | KCAL

Gesamt KCAL:

Abendessen: KCAL | KCAL

Gesamt KCAL:

Kalorien TAG:

SO ZUFRIEDEN BIN ICH HEUTE

0%   25%   50%   75%   100%

BEWEGUNG UND FITNESS:	SET / REPS / DISTANZ	DAUER

DAS LIEF HEUTE GUT:

DAS KÖNNTE BESSER GEHEN:

NOTIZEN ZUM TAG:

Tag 17

6:00
7:00
8:00
9:00
10:00
11:00
12:00
13:00
14:00
15:00
16:00
17:00
18:00
19:00
20:00
21:00
22:00

Frühstück: KCAL — KCAL

Gesamt KCAL:

Mittagessen: KCAL — KCAL

Gesamt KCAL:

Snacks: KCAL — KCAL

Gesamt KCAL:

Abendessen: KCAL — KCAL

Gesamt KCAL:

Kalorien TAG:

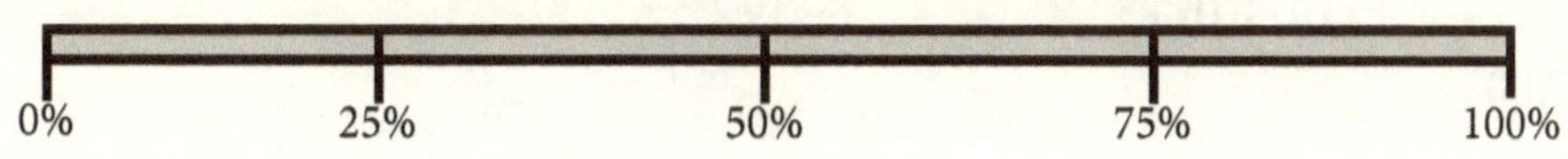

BEWEGUNG UND FITNESS:

	SET / REPS / DISTANZ	DAUER

DAS LIEF HEUTE GUT:

DAS KÖNNTE BESSER GEHEN:

NOTIZEN ZUM TAG:

Tag 18

6:00
7:00
8:00
9:00
10:00
11:00
12:00
13:00
14:00
15:00
16:00
17:00
18:00
19:00
20:00
21:00
22:00

Frühstück: KCAL KCAL

....
....
....
....
....

Gesamt KCAL:

Mittagessen: KCAL KCAL

....
....
....
....
....
....
....

Gesamt KCAL:

Snacks: KCAL KCAL

....
....
....

Gesamt KCAL:

Abendessen: KCAL KCAL

....
....
....
....
....

Gesamt KCAL:

Kalorien TAG:

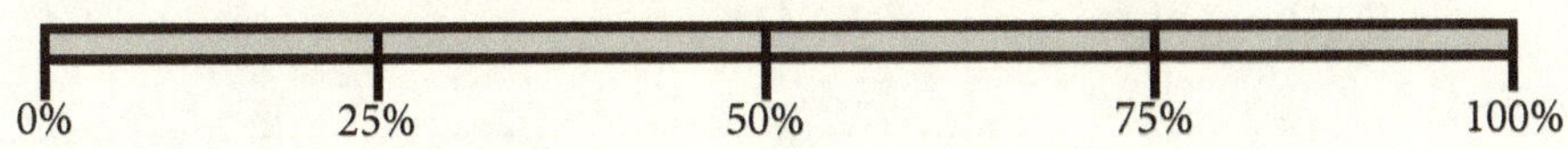

SO ZUFRIEDEN BIN ICH HEUTE

0%   25%   50%   75%   100%

BEWEGUNG UND FITNESS:	SET / REPS / DISTANZ	DAUER

DAS LIEF HEUTE GUT:

DAS KÖNNTE BESSER GEHEN:

NOTIZEN ZUM TAG:

Tag 19

6:00
7:00
8:00
9:00
10:00
11:00
12:00
13:00
14:00
15:00
16:00
17:00
18:00
19:00
20:00
21:00
22:00

Frühstück: KCAL — KCAL

Gesamt KCAL:

Mittagessen: KCAL — KCAL

Gesamt KCAL:

Snacks: KCAL — KCAL

Gesamt KCAL:

Abendessen: KCAL — KCAL

Gesamt KCAL:

Kalorien TAG:

SO ZUFRIEDEN BIN ICH HEUTE

0%   25%   50%   75%   100%

BEWEGUNG UND FITNESS:	SET / REPS / DISTANZ	DAUER

DAS LIEF HEUTE GUT:

DAS KÖNNTE BESSER GEHEN:

NOTIZEN ZUM TAG:

Tag 20

6:00	**Frühstück:**	KCAL		KCAL
7:00				
8:00				
9:00				**Gesamt KCAL:**

Mittagessen: KCAL   KCAL

10:00, 11:00, 12:00, 13:00, 14:00 — **Gesamt KCAL:**

Snacks: KCAL   KCAL

15:00, 16:00, 17:00 — **Gesamt KCAL:**

Abendessen: KCAL   KCAL

18:00, 19:00, 20:00, 21:00 — **Gesamt KCAL:**

22:00 — **Kalorien TAG:**

SO ZUFRIEDEN BIN ICH HEUTE

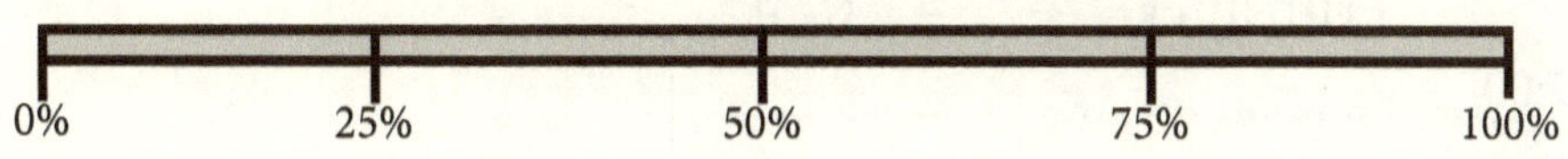

BEWEGUNG UND FITNESS:

	SET / REPS / DISTANZ	DAUER

DAS LIEF HEUTE GUT:

DAS KÖNNTE BESSER GEHEN:

NOTIZEN ZUM TAG:

Tag 21

6:00

7:00

8:00

9:00

10:00

11:00

12:00

13:00

14:00

15:00

16:00

17:00

18:00

19:00

20:00

21:00

22:00

Frühstück: KCAL | KCAL

Gesamt KCAL:

Mittagessen: KCAL | KCAL

Gesamt KCAL:

Snacks: KCAL | KCAL

Gesamt KCAL:

Abendessen: KCAL | KCAL

Gesamt KCAL:

Kalorien TAG:

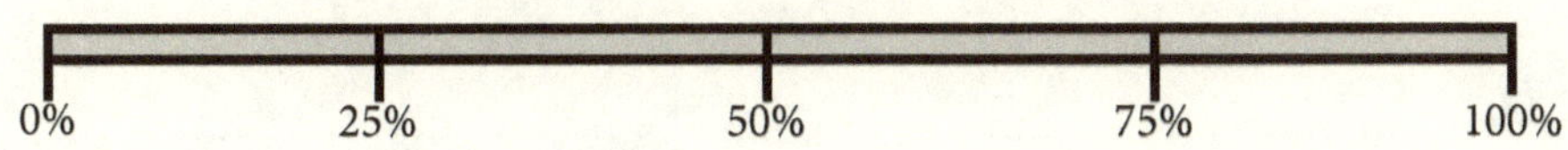

SO ZUFRIEDEN BIN ICH HEUTE

0%   25%   50%   75%   100%

BEWEGUNG UND FITNESS:	SET / REPS / DISTANZ	DAUER

DAS LIEF HEUTE GUT:

DAS KÖNNTE BESSER GEHEN:

NOTIZEN ZUM TAG:

Tag 22

6:00	
7:00	
8:00	
9:00	
10:00	
11:00	
12:00	
13:00	
14:00	
15:00	
16:00	
17:00	
18:00	
19:00	
20:00	
21:00	
22:00	

Frühstück:　　　　KCAL　　　　　　　　　　KCAL

Gesamt KCAL:

Mittagessen:　　　　KCAL　　　　　　　　　　KCAL

Gesamt KCAL:

Snacks:　　　　KCAL　　　　　　　　　　KCAL

Gesamt KCAL:

Abendessen:　　　　KCAL　　　　　　　　　　KCAL

Gesamt KCAL:

Kalorien TAG:

SO ZUFRIEDEN BIN ICH HEUTE

0%　　25%　　50%　　75%　　100%

BEWEGUNG UND FITNESS:	SET / REPS / DISTANZ	DAUER

DAS LIEF HEUTE GUT:

DAS KÖNNTE BESSER GEHEN:

NOTIZEN ZUM TAG:

Tag 23

6:00

7:00

8:00

9:00

Frühstück: KCAL   KCAL

....

....

....

....

....

Gesamt KCAL:

10:00

Mittagessen: KCAL   KCAL

11:00

12:00

13:00

14:00

Gesamt KCAL:

15:00

Snacks: KCAL   KCAL

16:00

17:00

Gesamt KCAL:

Abendessen: KCAL   KCAL

18:00

19:00

20:00

21:00

Gesamt KCAL:

Kalorien TAG:

22:00

SO ZUFRIEDEN BIN ICH HEUTE

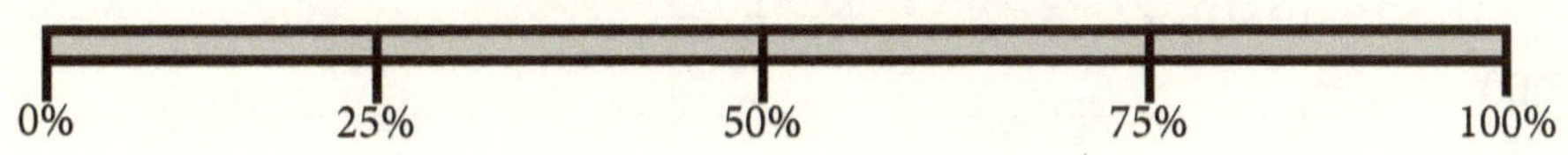

BEWEGUNG UND FITNESS:	SET / REPS / DISTANZ	DAUER

DAS LIEF HEUTE GUT:

DAS KÖNNTE BESSER GEHEN:

NOTIZEN ZUM TAG:

Tag 24

6:00
7:00
8:00
9:00
10:00
11:00
12:00
13:00
14:00
15:00
16:00
17:00
18:00
19:00
20:00
21:00
22:00

Frühstück: KCAL | KCAL

Gesamt KCAL:

Mittagessen: KCAL | KCAL

Gesamt KCAL:

Snacks: KCAL | KCAL

Gesamt KCAL:

Abendessen: KCAL | KCAL

Gesamt KCAL:

Kalorien TAG:

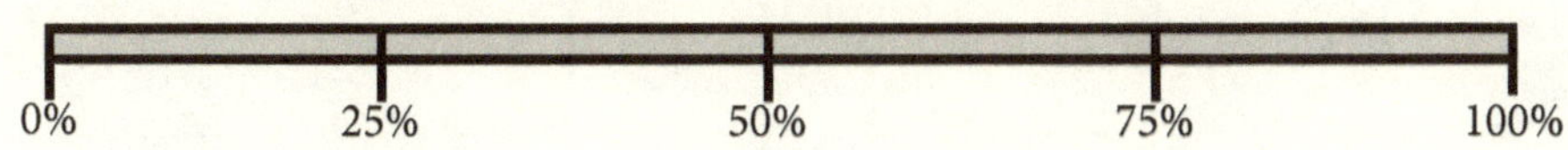

BEWEGUNG UND FITNESS:

	SET / REPS / DISTANZ	DAUER

DAS LIEF HEUTE GUT:

DAS KÖNNTE BESSER GEHEN:

NOTIZEN ZUM TAG:

Tag 25

6:00
7:00
8:00
9:00
10:00
11:00
12:00
13:00
14:00
15:00
16:00
17:00
18:00
19:00
20:00
21:00
22:00

Frühstück: KCAL   KCAL

Gesamt KCAL:

Mittagessen: KCAL   KCAL

Gesamt KCAL:

Snacks: KCAL   KCAL

Gesamt KCAL:

Abendessen: KCAL   KCAL

Gesamt KCAL:

Kalorien TAG:

SO ZUFRIEDEN BIN ICH HEUTE

0%   25%   50%   75%   100%

BEWEGUNG UND FITNESS:	SET / REPS / DISTANZ	DAUER

DAS LIEF HEUTE GUT:

DAS KÖNNTE BESSER GEHEN:

NOTIZEN ZUM TAG:

Tag 26

6:00

7:00

8:00

9:00

10:00

11:00

12:00

13:00

14:00

15:00

16:00

17:00

18:00

19:00

20:00

21:00

22:00

Frühstück: KCAL KCAL

....

....

....

....

....

Gesamt KCAL:

Mittagessen: KCAL KCAL

....

....

....

....

....

....

....

....

Gesamt KCAL:

Snacks: KCAL KCAL

....

....

....

Gesamt KCAL:

Abendessen: KCAL KCAL

....

....

....

....

....

Gesamt KCAL:

Kalorien TAG:

SO ZUFRIEDEN BIN ICH HEUTE

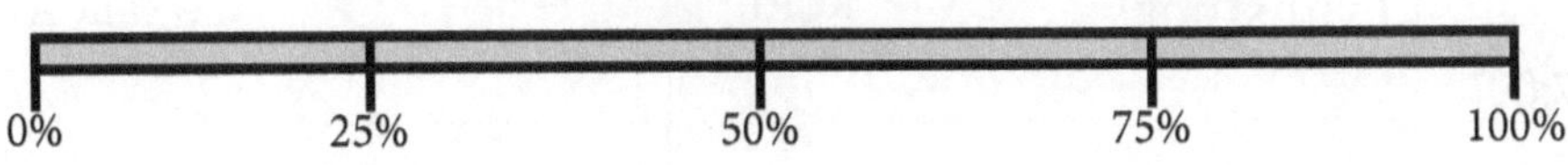

BEWEGUNG UND FITNESS:	SET / REPS / DISTANZ	DAUER

DAS LIEF HEUTE GUT:

DAS KÖNNTE BESSER GEHEN:

NOTIZEN ZUM TAG:

Tag 27

Frühstück: KCAL   KCAL

Gesamt KCAL:

Mittagessen: KCAL   KCAL

Gesamt KCAL:

Snacks: KCAL   KCAL

Gesamt KCAL:

Abendessen: KCAL   KCAL

Gesamt KCAL:

Kalorien TAG:

6:00
7:00
8:00
9:00
10:00
11:00
12:00
13:00
14:00
15:00
16:00
17:00
18:00
19:00
20:00
21:00
22:00

SO ZUFRIEDEN BIN ICH HEUTE

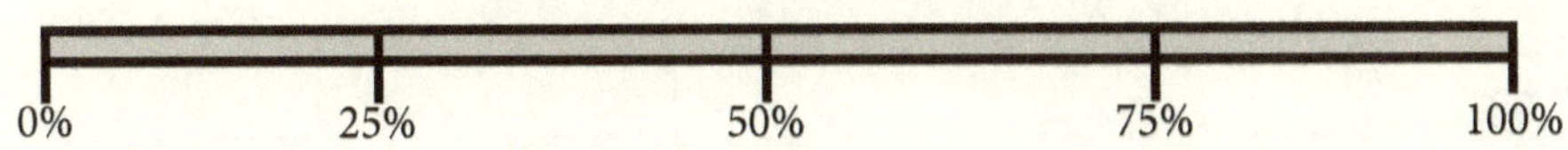

BEWEGUNG UND FITNESS:

	SET / REPS / DISTANZ	DAUER

DAS LIEF HEUTE GUT:

DAS KÖNNTE BESSER GEHEN:

NOTIZEN ZUM TAG:

Tag 28

6:00
7:00
8:00
9:00
10:00
11:00
12:00
13:00
14:00
15:00
16:00
17:00
18:00
19:00
20:00
21:00
22:00

Frühstück:　　KCAL　　　　　　　KCAL

Gesamt KCAL:

Mittagessen:　　KCAL　　　　　　　KCAL

Gesamt KCAL:

Snacks:　　KCAL　　　　　　　KCAL

Gesamt KCAL:

Abendessen:　　KCAL　　　　　　　KCAL

Gesamt KCAL:

Kalorien TAG:

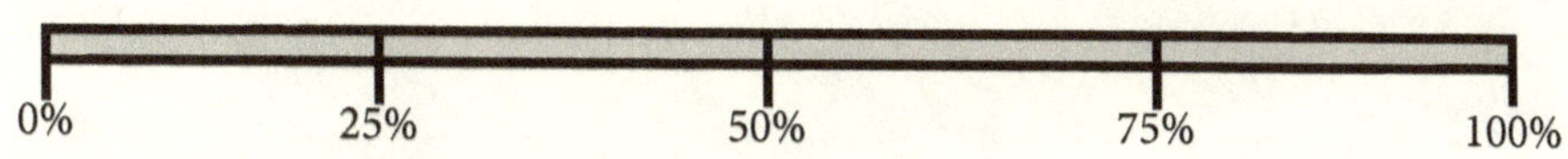

SO ZUFRIEDEN BIN ICH HEUTE

0%   25%   50%   75%   100%

BEWEGUNG UND FITNESS:	SET / REPS / DISTANZ	DAUER

DAS LIEF HEUTE GUT:

DAS KÖNNTE BESSER GEHEN:

NOTIZEN ZUM TAG:

Tag 29

6:00
7:00
8:00
9:00
10:00
11:00
12:00
13:00
14:00
15:00
16:00
17:00
18:00
19:00
20:00
21:00
22:00

Frühstück: KCAL KCAL

Gesamt KCAL:

Mittagessen: KCAL KCAL

Gesamt KCAL:

Snacks: KCAL KCAL

Gesamt KCAL:

Abendessen: KCAL KCAL

Gesamt KCAL:

Kalorien TAG:

SO ZUFRIEDEN BIN ICH HEUTE

0%   25%   50%   75%   100%

BEWEGUNG UND FITNESS:	SET / REPS / DISTANZ	DAUER

DAS LIEF HEUTE GUT:

DAS KÖNNTE BESSER GEHEN:

NOTIZEN ZUM TAG:

Tag 30

Frühstück: KCAL   KCAL

Gesamt KCAL:

Mittagessen: KCAL   KCAL

Gesamt KCAL:

Snacks: KCAL   KCAL

Gesamt KCAL:

Abendessen: KCAL   KCAL

Gesamt KCAL:

Kalorien TAG:

SO ZUFRIEDEN BIN ICH HEUTE

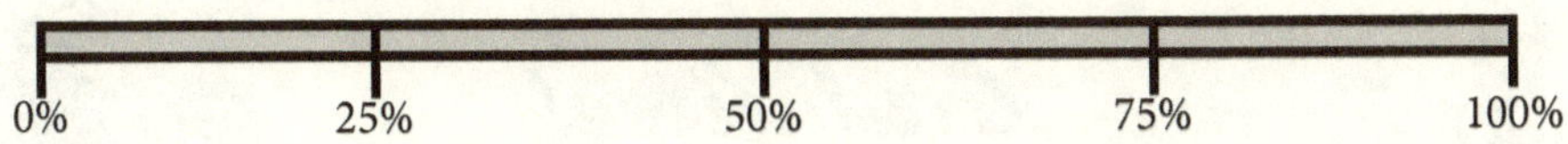

BEWEGUNG UND FITNESS:	SET / REPS / DISTANZ	DAUER

DAS LIEF HEUTE GUT:

DAS KÖNNTE BESSER GEHEN:

NOTIZEN ZUM TAG:

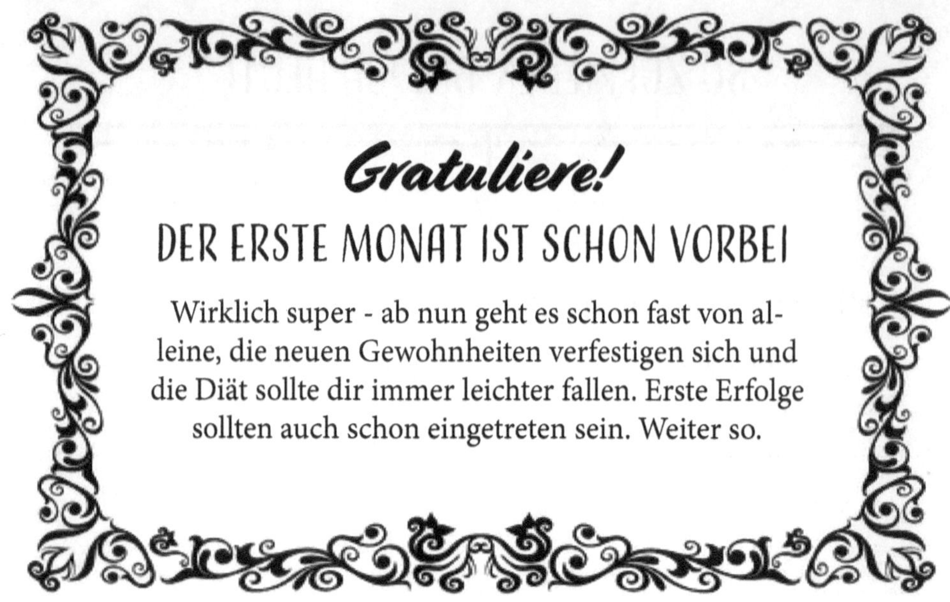

Tipp Nr. 2

FRISCHE LUFT

Wer sich bei seiner Diät an der frischen Luft bewegt, profitiert doppelt. Frische Luft tut nicht nur dem Gemüt gut - sie kurbelt auch den Stoffwechsel an und "durchlüftet" den ganzen Körper. Sonne, Wind und Wetter befreien Geist und Seele und lenken von Heißhunger und Frustgedanken ab. Impressionen aus der Umwelt und der Natur geben neue Denkanstöße und lösen den Abnehmenden von Alltagsstress und -sorgen.

Auch der Körper profitiert von der erhöhten Sauerstoffzufuhr - neben dem entspannungsbedingten regulierten Kreislauf werden alle Organe und Organsysteme mit mehr Sauerstoff versorgt. Der Körper "atmet auf" und der Stoffwechsel (und somit die Fettverbrennung) kann leichter arbeiten. Kombiniere diesen Effekt am besten mit einer sportlichen Aktivität im Freien: Inlineskaten oder Wandern powern aus, verbrennen Fett und machen glücklich.

Verschanze dich nicht alleine im Fitnessstudio - genieße die frische Luft und gönn dir eine Auszeit vom Alltagsstress. Baue Aktivitäten an frischer Luft in deinen Alltag mit ein und plane Freizeitaktivitäten im Grünen!

So waren die ersten 30 Tage:

....

....

....

....

....

....

....

....

....

....

....

....

....

....

....

....

....

Platz für ein Foto

Tag 31

6:00

7:00

8:00

9:00

10:00

11:00

12:00

13:00

14:00

15:00

16:00

17:00

18:00

19:00

20:00

21:00

22:00

Frühstück: KCAL   KCAL

Gesamt KCAL:

Mittagessen: KCAL   KCAL

Gesamt KCAL:

Snacks: KCAL   KCAL

Gesamt KCAL:

Abendessen: KCAL   KCAL

Gesamt KCAL:

Kalorien TAG:

SO ZUFRIEDEN BIN ICH HEUTE

0%   25%   50%   75%   100%

BEWEGUNG UND FITNESS:	SET / REPS / DISTANZ	DAUER

DAS LIEF HEUTE GUT:

DAS KÖNNTE BESSER GEHEN:

NOTIZEN ZUM TAG:

Tag 32

| 6:00 | **Frühstück:** | KCAL | | KCAL |

Gesamt KCAL:

Mittagessen: KCAL KCAL

Gesamt KCAL:

Snacks: KCAL KCAL

Gesamt KCAL:

Abendessen: KCAL KCAL

Gesamt KCAL:

Kalorien TAG:

Zeitleiste: 6:00, 7:00, 8:00, 9:00, 10:00, 11:00, 12:00, 13:00, 14:00, 15:00, 16:00, 17:00, 18:00, 19:00, 20:00, 21:00, 22:00

SO ZUFRIEDEN BIN ICH HEUTE

0% 25% 50% 75% 100%

BEWEGUNG UND FITNESS:	SET / REPS / DISTANZ	DAUER

DAS LIEF HEUTE GUT:

DAS KÖNNTE BESSER GEHEN:

NOTIZEN ZUM TAG:

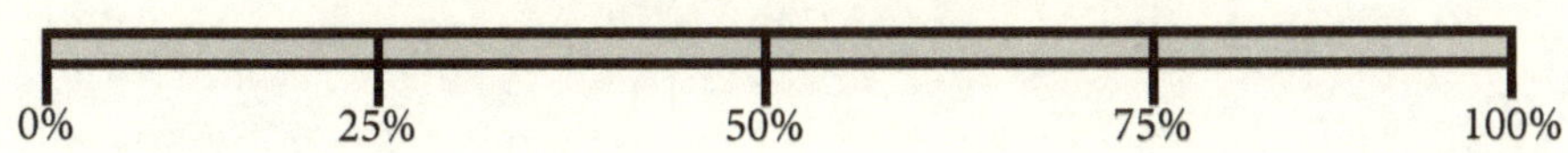

Tag 33

<table>
<tr><td>6:00</td></tr>
</table>

Frühstück: KCAL   KCAL

Gesamt KCAL:

Mittagessen: KCAL   KCAL

Gesamt KCAL:

Snacks: KCAL   KCAL

Gesamt KCAL:

Abendessen: KCAL   KCAL

Gesamt KCAL:

Kalorien TAG:

Time scale (left margin): 6:00, 7:00, 8:00, 9:00, 10:00, 11:00, 12:00, 13:00, 14:00, 15:00, 16:00, 17:00, 18:00, 19:00, 20:00, 21:00, 22:00

SO ZUFRIEDEN BIN ICH HEUTE

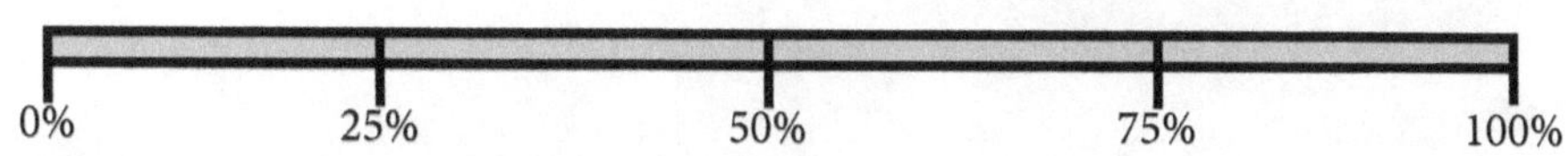

0% 25% 50% 75% 100%

BEWEGUNG UND FITNESS:

	SET / REPS / DISTANZ	DAUER

DAS LIEF HEUTE GUT:

DAS KÖNNTE BESSER GEHEN:

NOTIZEN ZUM TAG:

Tag 34

Frühstück: KCAL   KCAL

Gesamt KCAL:

Mittagessen: KCAL   KCAL

Gesamt KCAL:

Snacks: KCAL   KCAL

Gesamt KCAL:

Abendessen: KCAL   KCAL

Gesamt KCAL:

Kalorien TAG:

6:00
7:00
8:00
9:00
10:00
11:00
12:00
13:00
14:00
15:00
16:00
17:00
18:00
19:00
20:00
21:00
22:00

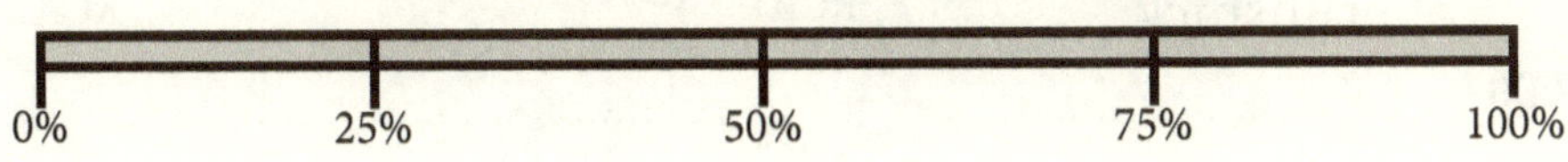

SO ZUFRIEDEN BIN ICH HEUTE

0%   25%   50%   75%   100%

BEWEGUNG UND FITNESS:	SET / REPS / DISTANZ	DAUER

DAS LIEF HEUTE GUT:

DAS KÖNNTE BESSER GEHEN:

NOTIZEN ZUM TAG:

Tag 35

6:00
7:00
8:00
9:00
10:00
11:00
12:00
13:00
14:00
15:00
16:00
17:00
18:00
19:00
20:00
21:00
22:00

Frühstück: KCAL KCAL

Gesamt KCAL:

Mittagessen: KCAL KCAL

Gesamt KCAL:

Snacks: KCAL KCAL

Gesamt KCAL:

Abendessen: KCAL KCAL

Gesamt KCAL:

Kalorien TAG:

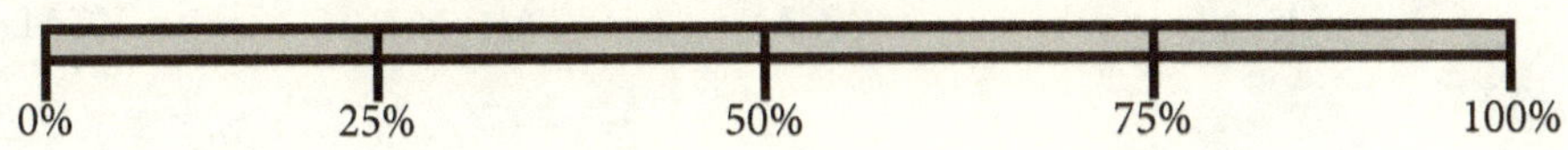

BEWEGUNG UND FITNESS:	SET / REPS / DISTANZ	DAUER

DAS LIEF HEUTE GUT:

DAS KÖNNTE BESSER GEHEN:

NOTIZEN ZUM TAG:

Tag 36

6:00

7:00

8:00

9:00

10:00

11:00

12:00

13:00

14:00

15:00

16:00

17:00

18:00

19:00

20:00

21:00

22:00

Frühstück: KCAL   KCAL

Gesamt KCAL:

Mittagessen: KCAL   KCAL

Gesamt KCAL:

Snacks: KCAL   KCAL

Gesamt KCAL:

Abendessen: KCAL   KCAL

Gesamt KCAL:

Kalorien TAG:

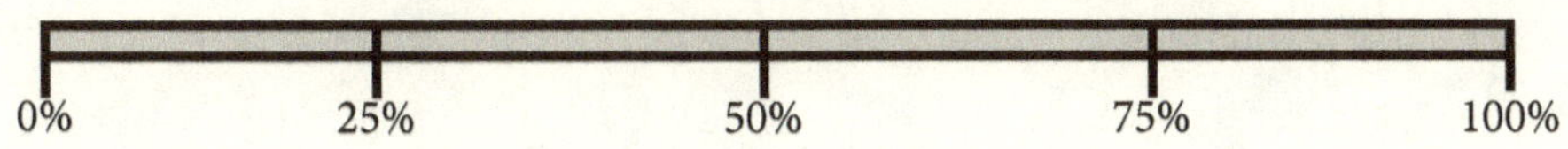

BEWEGUNG UND FITNESS:	SET / REPS / DISTANZ	DAUER

DAS LIEF HEUTE GUT:

DAS KÖNNTE BESSER GEHEN:

NOTIZEN ZUM TAG:

Tag 37

Frühstück: KCAL KCAL

Gesamt KCAL:

Mittagessen: KCAL KCAL

Gesamt KCAL:

Snacks: KCAL KCAL

Gesamt KCAL:

Abendessen: KCAL KCAL

Gesamt KCAL:

Kalorien TAG:

6:00
7:00
8:00
9:00
10:00
11:00
12:00
13:00
14:00
15:00
16:00
17:00
18:00
19:00
20:00
21:00
22:00

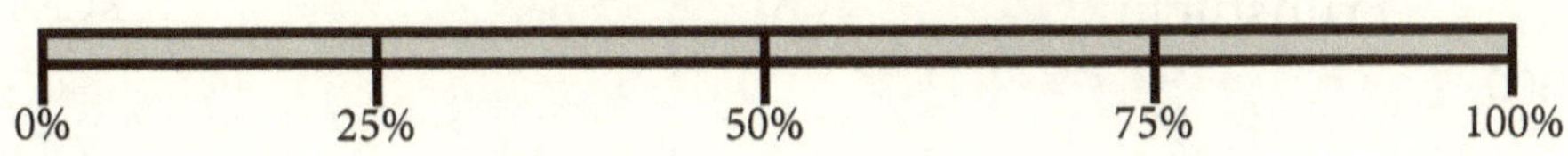

BEWEGUNG UND FITNESS:	SET / REPS / DISTANZ	DAUER

DAS LIEF HEUTE GUT:

DAS KÖNNTE BESSER GEHEN:

NOTIZEN ZUM TAG:

Tag 38

6:00
7:00
8:00
9:00
10:00
11:00
12:00
13:00
14:00
15:00
16:00
17:00
18:00
19:00
20:00
21:00
22:00

Frühstück: KCAL — KCAL

Gesamt KCAL:

Mittagessen: KCAL — KCAL

Gesamt KCAL:

Snacks: KCAL — KCAL

Gesamt KCAL:

Abendessen: KCAL — KCAL

Gesamt KCAL:

Kalorien TAG:

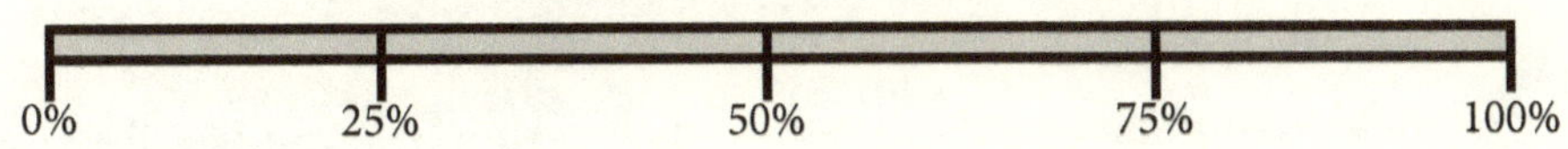

SO ZUFRIEDEN BIN ICH HEUTE

0%   25%   50%   75%   100%

BEWEGUNG UND FITNESS:	SET / REPS / DISTANZ	DAUER

DAS LIEF HEUTE GUT:

DAS KÖNNTE BESSER GEHEN:

NOTIZEN ZUM TAG:

Tag 39

6:00
7:00
8:00
9:00
10:00
11:00
12:00
13:00
14:00
15:00
16:00
17:00
18:00
19:00
20:00
21:00
22:00

Frühstück: KCAL   KCAL

Gesamt KCAL:

Mittagessen: KCAL   KCAL

Gesamt KCAL:

Snacks: KCAL   KCAL

Gesamt KCAL:

Abendessen: KCAL   KCAL

Gesamt KCAL:

Kalorien TAG:

SO ZUFRIEDEN BIN ICH HEUTE

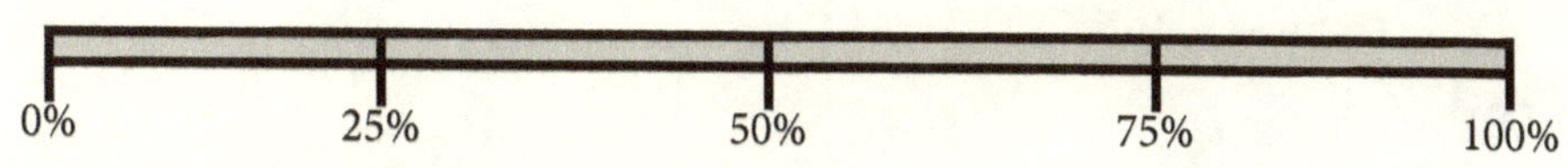

BEWEGUNG UND FITNESS:

	SET / REPS / DISTANZ	DAUER

DAS LIEF HEUTE GUT:

DAS KÖNNTE BESSER GEHEN:

NOTIZEN ZUM TAG:

Tag 40

6:00
7:00
8:00
9:00
10:00
11:00
12:00
13:00
14:00
15:00
16:00
17:00
18:00
19:00
20:00
21:00
22:00

Frühstück: KCAL   KCAL

Gesamt KCAL:

Mittagessen: KCAL   KCAL

Gesamt KCAL:

Snacks: KCAL   KCAL

Gesamt KCAL:

Abendessen: KCAL   KCAL

Gesamt KCAL:

Kalorien TAG:

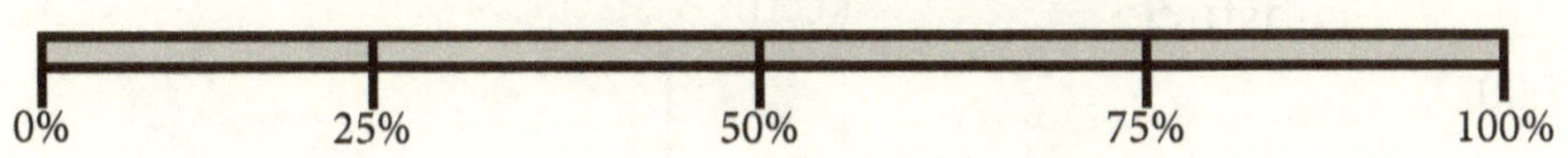

SO ZUFRIEDEN BIN ICH HEUTE

0% 25% 50% 75% 100%

BEWEGUNG UND FITNESS:	SET / REPS / DISTANZ	DAUER

DAS LIEF HEUTE GUT:

DAS KÖNNTE BESSER GEHEN:

NOTIZEN ZUM TAG:

Tag 41

Uhrzeit		
6:00		
7:00		
8:00		
9:00		
10:00		
11:00		
12:00		
13:00		
14:00		
15:00		
16:00		
17:00		
18:00		
19:00		
20:00		
21:00		
22:00		

Frühstück: KCAL KCAL

Gesamt KCAL:

Mittagessen: KCAL KCAL

Gesamt KCAL:

Snacks: KCAL KCAL

Gesamt KCAL:

Abendessen: KCAL KCAL

Gesamt KCAL:

Kalorien TAG:

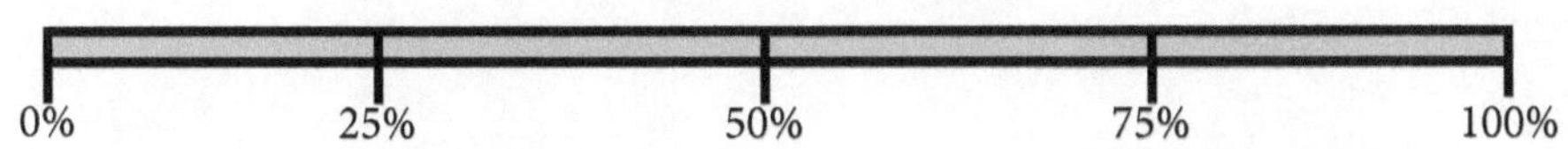

BEWEGUNG UND FITNESS:

	SET / REPS / DISTANZ	DAUER

DAS LIEF HEUTE GUT:

DAS KÖNNTE BESSER GEHEN:

NOTIZEN ZUM TAG:

Tag 42

6:00

7:00

8:00

9:00

10:00

11:00

12:00

13:00

14:00

15:00

16:00

17:00

18:00

19:00

20:00

21:00

22:00

Frühstück: KCAL KCAL

Gesamt KCAL:

Mittagessen: KCAL KCAL

Gesamt KCAL:

Snacks: KCAL KCAL

Gesamt KCAL:

Abendessen: KCAL KCAL

Gesamt KCAL:

Kalorien TAG:

SO ZUFRIEDEN BIN ICH HEUTE

0%   25%   50%   75%   100%

BEWEGUNG UND FITNESS:

	SET / REPS / DISTANZ	DAUER

DAS LIEF HEUTE GUT:

DAS KÖNNTE BESSER GEHEN:

NOTIZEN ZUM TAG:

Tag 43

6:00
7:00
8:00
9:00
10:00
11:00
12:00
13:00
14:00
15:00
16:00
17:00
18:00
19:00
20:00
21:00
22:00

Frühstück: KCAL   KCAL

Gesamt KCAL:

Mittagessen: KCAL   KCAL

Gesamt KCAL:

Snacks: KCAL   KCAL

Gesamt KCAL:

Abendessen: KCAL   KCAL

Gesamt KCAL:

Kalorien TAG:

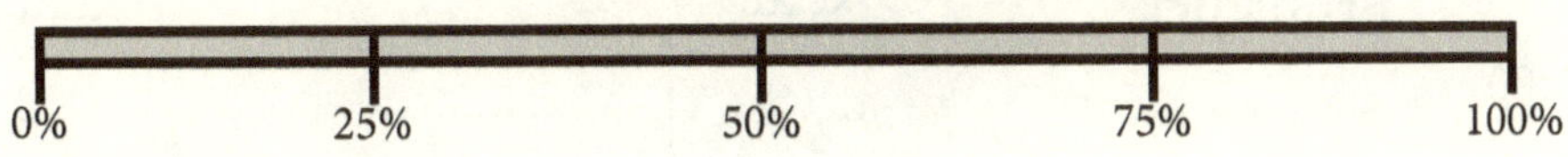

SO ZUFRIEDEN BIN ICH HEUTE

0%   25%   50%   75%   100%

BEWEGUNG UND FITNESS:	SET / REPS / DISTANZ	DAUER

DAS LIEF HEUTE GUT:

DAS KÖNNTE BESSER GEHEN:

NOTIZEN ZUM TAG:

Tag 44

6:00
7:00
8:00
9:00
10:00
11:00
12:00
13:00
14:00
15:00
16:00
17:00
18:00
19:00
20:00
21:00
22:00

Frühstück: KCAL   KCAL

Gesamt KCAL:

Mittagessen: KCAL   KCAL

Gesamt KCAL:

Snacks: KCAL   KCAL

Gesamt KCAL:

Abendessen: KCAL   KCAL

Gesamt KCAL:

Kalorien TAG:

BEWEGUNG UND FITNESS:	SET / REPS / DISTANZ	DAUER

DAS LIEF HEUTE GUT:

DAS KÖNNTE BESSER GEHEN:

NOTIZEN ZUM TAG:

Tag 45

<table>
<tr><td></td><td></td></tr>
</table>

6:00

7:00

8:00

9:00

10:00

11:00

12:00

13:00

14:00

15:00

16:00

17:00

18:00

19:00

20:00

21:00

22:00

Frühstück: KCAL   KCAL

Gesamt KCAL:

Mittagessen: KCAL   KCAL

Gesamt KCAL:

Snacks: KCAL   KCAL

Gesamt KCAL:

Abendessen: KCAL   KCAL

Gesamt KCAL:

Kalorien TAG:

SO ZUFRIEDEN BIN ICH HEUTE

0%   25%   50%   75%   100%

BEWEGUNG UND FITNESS:	SET / REPS / DISTANZ	DAUER

DAS LIEF HEUTE GUT:

DAS KÖNNTE BESSER GEHEN:

NOTIZEN ZUM TAG:

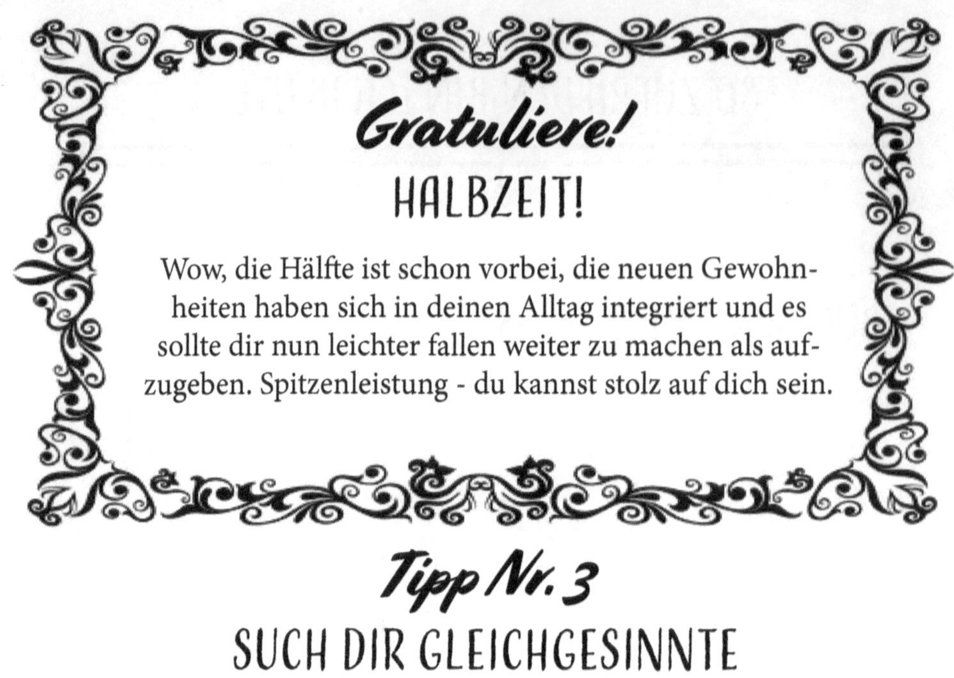

Tipp Nr. 3

SUCH DIR GLEICHGESINNTE

Abnehmen bringt in der Gemeinschaft nicht nur mehr Spaß, sie motiviert ungemein vor allem in der ersten Phase und um die schwerste Hürde - dem drohenden Diätfrust - standzuhalten. Gegenseitige Motivation und aufbauende Gespräche vermindern die Gefahr von Frust und Depression. Gleichgesinnte nehmen Sorgen und Wünsche ernster als ohnehin schon schlanke Verwandte und Bekannte. Häufig verstehen Außenstehende nicht, warum man auch für das Wohlbefinden abnehmen möchte. Schnell holt einem die an Konsum und Essen orientierte Gesellschaft ein - man beugt sich dem allgemeinen Druck und sucht sein Glück in Nahrungssünden und dem sich abfinden mit den Pfunden.

Ein weiterer Vorteil einer Abnehmgemeinschaft ist die Erfahrung und Konsequenz anderer Abnehmwilliger. Häufig haben diese schon mehr oder andere Erfahrungen als man selber, von denen man profitieren kann. Treffen mit Gleichgesinnten motivieren ungemein, durch die Gruppe wird man automatisch aktiver und ergreift häufiger die Initiative seinen Beitrag zu leisten. Zudem ist die Motivation gegeben mit den Anderen gleich zu ziehen - gemeinsam können Ernährungspläne oder Tipps und Tricks entwickelt und ausgetauscht werden.

Viele Städte und Orte bieten Treffpunkte und Organisationen für Abnehmgemeinschaften zur Motivation an. Traue dich - Gleichgesinnte können ihr Potential in der Gruppe verdoppeln!

So war die erste Hälfte meiner Diät:

....
....
....
....
....
....
....
....
....
....
....
....
....
....
....
....
....
....

Platz für ein Foto

Tag 46

Frühstück: KCAL   KCAL

Gesamt KCAL:

Mittagessen: KCAL   KCAL

Gesamt KCAL:

Snacks: KCAL   KCAL

Gesamt KCAL:

Abendessen: KCAL   KCAL

Gesamt KCAL:

Kalorien TAG:

6:00
7:00
8:00
9:00
10:00
11:00
12:00
13:00
14:00
15:00
16:00
17:00
18:00
19:00
20:00
21:00
22:00

SO ZUFRIEDEN BIN ICH HEUTE

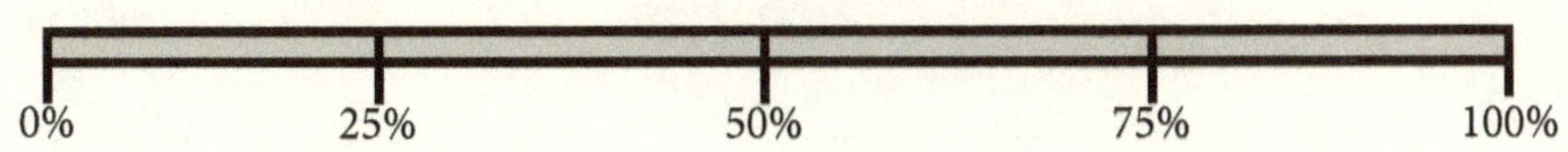

BEWEGUNG UND FITNESS:	SET / REPS / DISTANZ	DAUER

DAS LIEF HEUTE GUT:

DAS KÖNNTE BESSER GEHEN:

NOTIZEN ZUM TAG:

Tag 47

6:00
7:00
8:00
9:00
10:00
11:00
12:00
13:00
14:00
15:00
16:00
17:00
18:00
19:00
20:00
21:00
22:00

Frühstück: KCAL | KCAL

Gesamt KCAL:

Mittagessen: KCAL | KCAL

Gesamt KCAL:

Snacks: KCAL | KCAL

Gesamt KCAL:

Abendessen: KCAL | KCAL

Gesamt KCAL:

Kalorien TAG:

SO ZUFRIEDEN BIN ICH HEUTE

0% 25% 50% 75% 100%

BEWEGUNG UND FITNESS:	SET / REPS / DISTANZ	DAUER

DAS LIEF HEUTE GUT:

DAS KÖNNTE BESSER GEHEN:

NOTIZEN ZUM TAG:

Tag 48

6:00
7:00
8:00
9:00
10:00
11:00
12:00
13:00
14:00
15:00
16:00
17:00
18:00
19:00
20:00
21:00
22:00

Frühstück: KCAL KCAL

Gesamt KCAL:

Mittagessen: KCAL KCAL

Gesamt KCAL:

Snacks: KCAL KCAL

Gesamt KCAL:

Abendessen: KCAL KCAL

Gesamt KCAL:

Kalorien TAG:

SO ZUFRIEDEN BIN ICH HEUTE

0%   25%   50%   75%   100%

BEWEGUNG UND FITNESS:	SET / REPS / DISTANZ	DAUER

DAS LIEF HEUTE GUT:

DAS KÖNNTE BESSER GEHEN:

NOTIZEN ZUM TAG:

Tag 49

Frühstück: KCAL   KCAL

....
....
....
....
....

Gesamt KCAL:

Mittagessen: KCAL   KCAL

....
....
....
....
....
....
....
....

Gesamt KCAL:

Snacks: KCAL   KCAL

....
....
....

Gesamt KCAL:

Abendessen: KCAL   KCAL

....
....
....
....
....

Gesamt KCAL:

....

Kalorien TAG:

6:00
7:00
8:00
9:00
10:00
11:00
12:00
13:00
14:00
15:00
16:00
17:00
18:00
19:00
20:00
21:00
22:00

SO ZUFRIEDEN BIN ICH HEUTE

0%	25%	50%	75%	100%

BEWEGUNG UND FITNESS:	SET / REPS / DISTANZ	DAUER

DAS LIEF HEUTE GUT:

DAS KÖNNTE BESSER GEHEN:

NOTIZEN ZUM TAG:

Tag 50

6:00
7:00
8:00
9:00
10:00
11:00
12:00
13:00
14:00
15:00
16:00
17:00
18:00
19:00
20:00
21:00
22:00

Frühstück: KCAL | KCAL

Gesamt KCAL:

Mittagessen: KCAL | KCAL

Gesamt KCAL:

Snacks: KCAL | KCAL

Gesamt KCAL:

Abendessen: KCAL | KCAL

Gesamt KCAL:

Kalorien TAG:

SO ZUFRIEDEN BIN ICH HEUTE

0%   25%   50%   75%   100%

BEWEGUNG UND FITNESS:	SET / REPS / DISTANZ	DAUER

DAS LIEF HEUTE GUT:

DAS KÖNNTE BESSER GEHEN:

NOTIZEN ZUM TAG:

Tag 51

6:00
7:00
8:00
9:00
10:00
11:00
12:00
13:00
14:00
15:00
16:00
17:00
18:00
19:00
20:00
21:00
22:00

Frühstück: KCAL KCAL

Gesamt KCAL:

Mittagessen: KCAL KCAL

Gesamt KCAL:

Snacks: KCAL KCAL

Gesamt KCAL:

Abendessen: KCAL KCAL

Gesamt KCAL:

Kalorien TAG:

SO ZUFRIEDEN BIN ICH HEUTE

0%   25%   50%   75%   100%

BEWEGUNG UND FITNESS:	SET / REPS / DISTANZ	DAUER

DAS LIEF HEUTE GUT:

DAS KÖNNTE BESSER GEHEN:

NOTIZEN ZUM TAG:

Tag 52

6:00

7:00

8:00

9:00

10:00

11:00

12:00

13:00

14:00

15:00

16:00

17:00

18:00

19:00

20:00

21:00

22:00

Frühstück: KCAL | KCAL

Gesamt KCAL:

Mittagessen: KCAL | KCAL

Gesamt KCAL:

Snacks: KCAL | KCAL

Gesamt KCAL:

Abendessen: KCAL | KCAL

Gesamt KCAL:

Kalorien TAG:

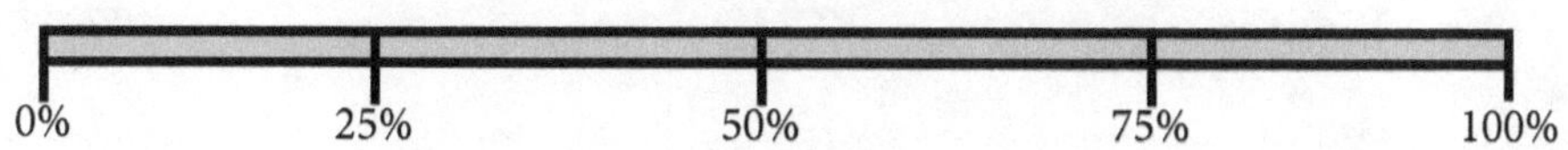

SO ZUFRIEDEN BIN ICH HEUTE

0%   25%   50%   75%   100%

BEWEGUNG UND FITNESS:	SET / REPS / DISTANZ	DAUER

DAS LIEF HEUTE GUT:

DAS KÖNNTE BESSER GEHEN:

NOTIZEN ZUM TAG:

Tag 53

Frühstück: KCAL   KCAL

Gesamt KCAL:

Mittagessen: KCAL   KCAL

Gesamt KCAL:

Snacks: KCAL   KCAL

Gesamt KCAL:

Abendessen: KCAL   KCAL

Gesamt KCAL:

Kalorien TAG:

6:00
7:00
8:00
9:00
10:00
11:00
12:00
13:00
14:00
15:00
16:00
17:00
18:00
19:00
20:00
21:00
22:00

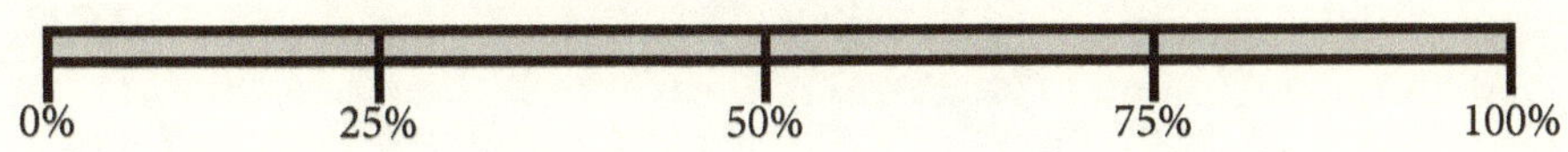

SO ZUFRIEDEN BIN ICH HEUTE

0%   25%   50%   75%   100%

BEWEGUNG UND FITNESS:	SET / REPS / DISTANZ	DAUER

DAS LIEF HEUTE GUT:

DAS KÖNNTE BESSER GEHEN:

NOTIZEN ZUM TAG:

Tag 54

<table>
<tr><td>6:00</td></tr>
</table>

Frühstück: KCAL   KCAL

Gesamt KCAL:

Mittagessen: KCAL   KCAL

Gesamt KCAL:

Snacks: KCAL   KCAL

Gesamt KCAL:

Abendessen: KCAL   KCAL

Gesamt KCAL:

Kalorien TAG:

Timeline: 6:00 7:00 8:00 9:00 10:00 11:00 12:00 13:00 14:00 15:00 16:00 17:00 18:00 19:00 20:00 21:00 22:00

SO ZUFRIEDEN BIN ICH HEUTE

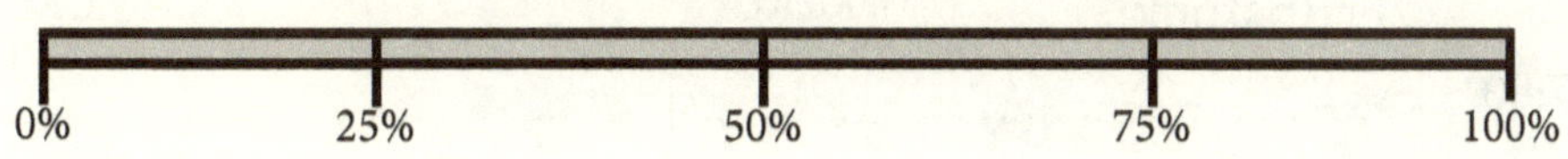

BEWEGUNG UND FITNESS:

	SET / REPS / DISTANZ	DAUER

DAS LIEF HEUTE GUT:

DAS KÖNNTE BESSER GEHEN:

NOTIZEN ZUM TAG:

Tag 55

6:00
7:00
8:00
9:00
10:00
11:00
12:00
13:00
14:00
15:00
16:00
17:00
18:00
19:00
20:00
21:00
22:00

Frühstück: KCAL | KCAL

Gesamt KCAL:

Mittagessen: KCAL | KCAL

Gesamt KCAL:

Snacks: KCAL | KCAL

Gesamt KCAL:

Abendessen: KCAL | KCAL

Gesamt KCAL:

Kalorien TAG:

SO ZUFRIEDEN BIN ICH HEUTE

0%   25%   50%   75%   100%

BEWEGUNG UND FITNESS:	SET / REPS / DISTANZ	DAUER

DAS LIEF HEUTE GUT:

DAS KÖNNTE BESSER GEHEN:

NOTIZEN ZUM TAG:

Tag 56

Frühstück: KCAL KCAL

Gesamt KCAL:

Mittagessen: KCAL KCAL

Gesamt KCAL:

Snacks: KCAL KCAL

Gesamt KCAL:

Abendessen: KCAL KCAL

Gesamt KCAL:

Kalorien TAG:

6:00
7:00
8:00
9:00
10:00
11:00
12:00
13:00
14:00
15:00
16:00
17:00
18:00
19:00
20:00
21:00
22:00

SO ZUFRIEDEN BIN ICH HEUTE

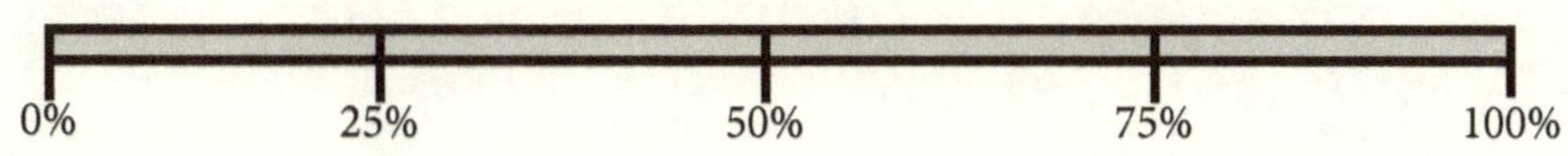

BEWEGUNG UND FITNESS:	SET / REPS / DISTANZ	DAUER

DAS LIEF HEUTE GUT:

DAS KÖNNTE BESSER GEHEN:

NOTIZEN ZUM TAG:

Tag 57

6:00

7:00

8:00

9:00

10:00

11:00

12:00

13:00

14:00

15:00

16:00

17:00

18:00

19:00

20:00

21:00

22:00

Frühstück: KCAL | KCAL

Gesamt KCAL:

Mittagessen: KCAL | KCAL

Gesamt KCAL:

Snacks: KCAL | KCAL

Gesamt KCAL:

Abendessen: KCAL | KCAL

Gesamt KCAL:

Kalorien TAG:

SO ZUFRIEDEN BIN ICH HEUTE

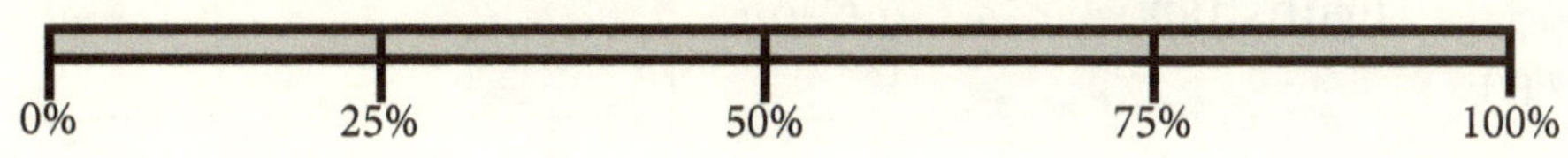

BEWEGUNG UND FITNESS:	SET / REPS / DISTANZ	DAUER

DAS LIEF HEUTE GUT:

DAS KÖNNTE BESSER GEHEN:

NOTIZEN ZUM TAG:

Tag 58

6:00
7:00
8:00
9:00
10:00
11:00
12:00
13:00
14:00
15:00
16:00
17:00
18:00
19:00
20:00
21:00
22:00

Frühstück: KCAL · KCAL

Gesamt KCAL:

Mittagessen: KCAL · KCAL

Gesamt KCAL:

Snacks: KCAL · KCAL

Gesamt KCAL:

Abendessen: KCAL · KCAL

Gesamt KCAL:

Kalorien TAG:

SO ZUFRIEDEN BIN ICH HEUTE

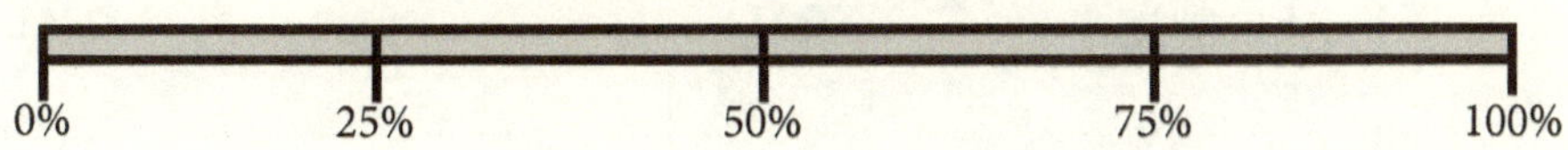

BEWEGUNG UND FITNESS:	SET / REPS / DISTANZ	DAUER

DAS LIEF HEUTE GUT:

DAS KÖNNTE BESSER GEHEN:

NOTIZEN ZUM TAG:

Tag 59

6:00
7:00
8:00
9:00
10:00
11:00
12:00
13:00
14:00
15:00
16:00
17:00
18:00
19:00
20:00
21:00
22:00

Frühstück: KCAL KCAL

Gesamt KCAL:

Mittagessen: KCAL KCAL

Gesamt KCAL:

Snacks: KCAL KCAL

Gesamt KCAL:

Abendessen: KCAL KCAL

Gesamt KCAL:

Kalorien TAG:

SO ZUFRIEDEN BIN ICH HEUTE

0% 25% 50% 75% 100%

BEWEGUNG UND FITNESS:	SET / REPS / DISTANZ	DAUER

DAS LIEF HEUTE GUT:

DAS KÖNNTE BESSER GEHEN:

NOTIZEN ZUM TAG:

Tag 60

6:00
7:00
8:00
9:00
10:00
11:00
12:00
13:00
14:00
15:00
16:00
17:00
18:00
19:00
20:00
21:00
22:00

Frühstück: KCAL   KCAL

....
....
....
....
....

Gesamt KCAL:

Mittagessen: KCAL   KCAL

....
....
....
....
....
....
....

Gesamt KCAL:

Snacks: KCAL   KCAL

....
....
....

Gesamt KCAL:

Abendessen: KCAL   KCAL

....
....
....
....
....

Gesamt KCAL:

Kalorien TAG:

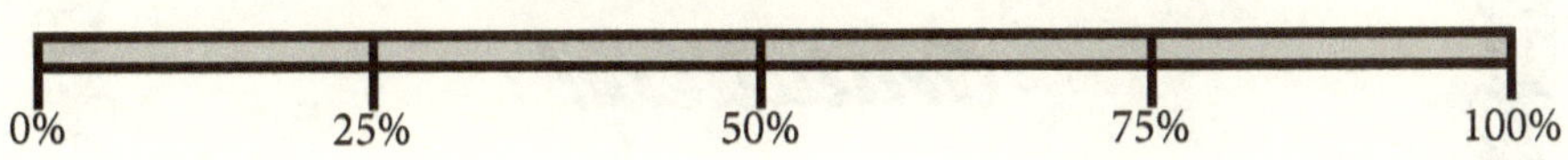

SO ZUFRIEDEN BIN ICH HEUTE

BEWEGUNG UND FITNESS:	SET / REPS / DISTANZ	DAUER

DAS LIEF HEUTE GUT:

DAS KÖNNTE BESSER GEHEN:

NOTIZEN ZUM TAG:

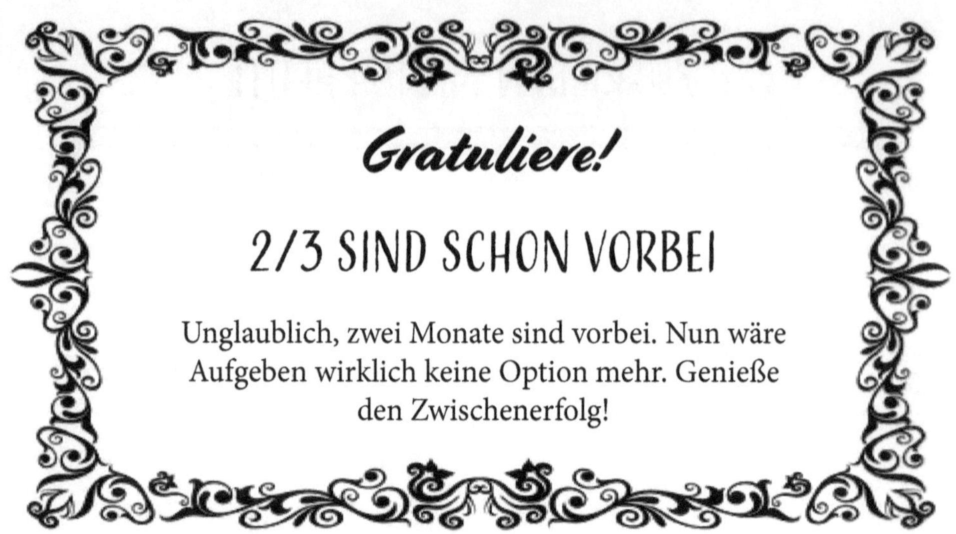

Tipp Nr. 4

SEI REALISTISCH

Letztendlich gehen viele mit zu großen Erwartungen an eine Diät heran. Durch andere motiviert und mit Optimismus erfüllt strebt man oft eine zu hoch gestecktes Ziel an. Danach ist die Enttäuschung oft groß und man wirft frühzeitig das Handtuch.

Sei vorallem realistisch, was die Leistungsfähigkeit des eigenen Körpers betrifft. Oft überschätzen sich einige Abnehmwillige und erkennen die Grenzen der eigenen Leistungen nicht mehr. Zum Beispiel streben viele einen zu großen Gewichtsverlust auf einen Schlag an, besser ist sich kleine Ziele in Etappen zu setzen. Diese können leichter erreicht und Erfolgserlebnisse besser erzielt werden, was ein wichtiger Faktor für eine anhaltende Motivation und eine dauerhafte Gewichtsreduktion ist.

Gib dir Zeit - eine Ernährung- und Gewohnheitsumstellung verlangen Zeit und Durchhaltevermögen.

So waren die letzten 2 Monate:

....

....

....

....

....

....

....

....

....

....

....

....

....

....

....

....

Platz für ein Foto

Tag 61

6:00

7:00

8:00

9:00

10:00

11:00

12:00

13:00

14:00

15:00

16:00

17:00

18:00

19:00

20:00

21:00

22:00

Frühstück: KCAL   KCAL

Gesamt KCAL:

Mittagessen: KCAL   KCAL

Gesamt KCAL:

Snacks: KCAL   KCAL

Gesamt KCAL:

Abendessen: KCAL   KCAL

Gesamt KCAL:

Kalorien TAG:

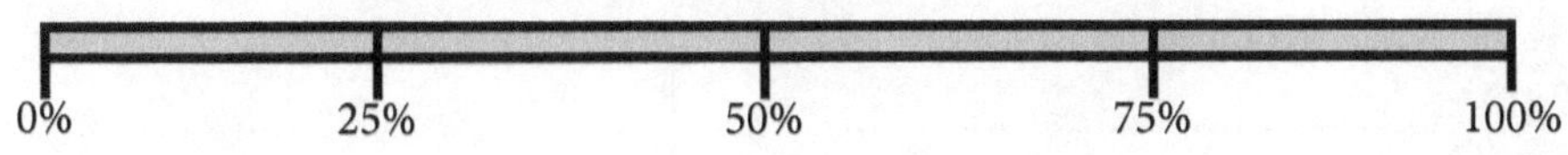

SO ZUFRIEDEN BIN ICH HEUTE

0%   25%   50%   75%   100%

BEWEGUNG UND FITNESS:	SET / REPS / DISTANZ	DAUER
....	....	....
....	....	....
....	....	....
....	....	....
....	....	....
....	....	....
....	....	....
....	....	....

DAS LIEF HEUTE GUT:

DAS KÖNNTE BESSER GEHEN:

NOTIZEN ZUM TAG:

Tag 62

6:00
7:00
8:00
9:00
10:00
11:00
12:00
13:00
14:00
15:00
16:00
17:00
18:00
19:00
20:00
21:00
22:00

Frühstück: KCAL   KCAL

Gesamt KCAL:

Mittagessen: KCAL   KCAL

Gesamt KCAL:

Snacks: KCAL   KCAL

Gesamt KCAL:

Abendessen: KCAL   KCAL

Gesamt KCAL:

Kalorien TAG:

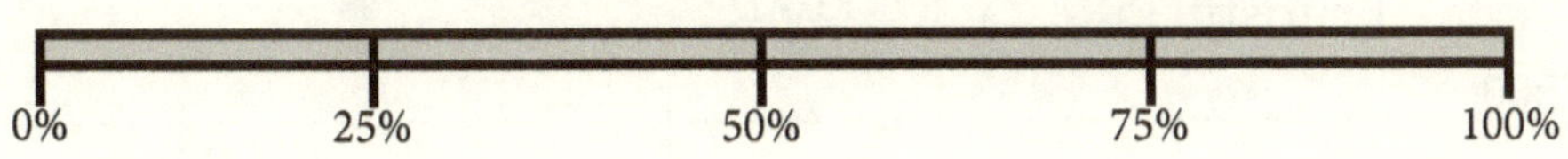

SO ZUFRIEDEN BIN ICH HEUTE

0% 25% 50% 75% 100%

BEWEGUNG UND FITNESS:	SET / REPS / DISTANZ	DAUER

DAS LIEF HEUTE GUT:

DAS KÖNNTE BESSER GEHEN:

NOTIZEN ZUM TAG:

Tag 63

6:00
7:00
8:00
9:00
10:00
11:00
12:00
13:00
14:00
15:00
16:00
17:00
18:00
19:00
20:00
21:00
22:00

Frühstück: KCAL   KCAL

Gesamt KCAL:

Mittagessen: KCAL   KCAL

Gesamt KCAL:

Snacks: KCAL   KCAL

Gesamt KCAL:

Abendessen: KCAL   KCAL

Gesamt KCAL:

Kalorien TAG:

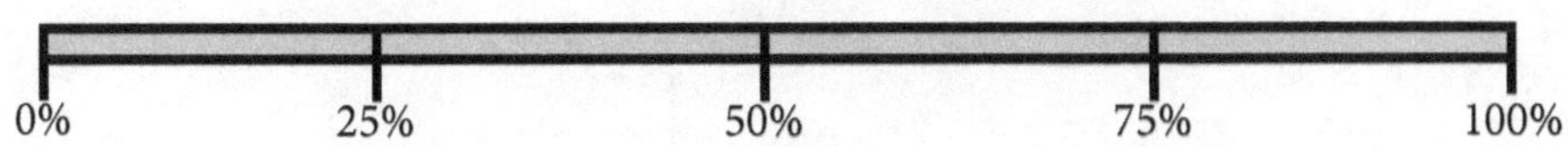

SO ZUFRIEDEN BIN ICH HEUTE

0%   25%   50%   75%   100%

BEWEGUNG UND FITNESS:	SET / REPS / DISTANZ	DAUER

DAS LIEF HEUTE GUT:

DAS KÖNNTE BESSER GEHEN:

NOTIZEN ZUM TAG:

Tag 64

6:00

Frühstück: KCAL   KCAL

....
....
....
....
....

Gesamt KCAL:

Mittagessen: KCAL   KCAL

....
....
....
....
....
....

Gesamt KCAL:

Snacks: KCAL   KCAL

....
....
....

Gesamt KCAL:

Abendessen: KCAL   KCAL

....
....
....
....

Gesamt KCAL:

Kalorien TAG:

SO ZUFRIEDEN BIN ICH HEUTE

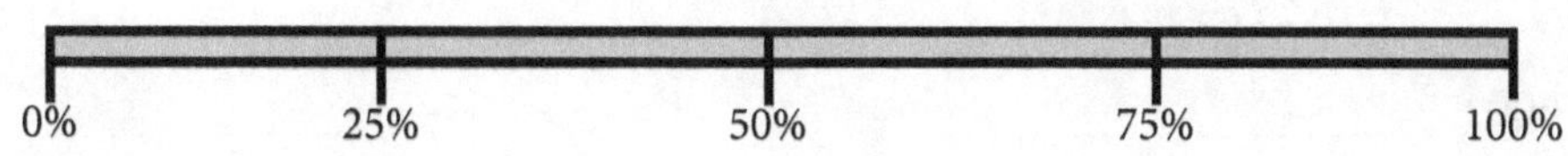

BEWEGUNG UND FITNESS:	SET / REPS / DISTANZ	DAUER

DAS LIEF HEUTE GUT:

DAS KÖNNTE BESSER GEHEN:

NOTIZEN ZUM TAG:

Tag 65

6:00

Frühstück: KCAL   KCAL

....

....

....

....

....

Gesamt KCAL:

Mittagessen: KCAL   KCAL

....

....

....

....

....

....

....

Gesamt KCAL:

Snacks: KCAL   KCAL

....

....

....

Gesamt KCAL:

Abendessen: KCAL   KCAL

....

....

....

....

Gesamt KCAL:

Kalorien TAG:

6:00 — 7:00 — 8:00 — 9:00 — 10:00 — 11:00 — 12:00 — 13:00 — 14:00 — 15:00 — 16:00 — 17:00 — 18:00 — 19:00 — 20:00 — 21:00 — 22:00

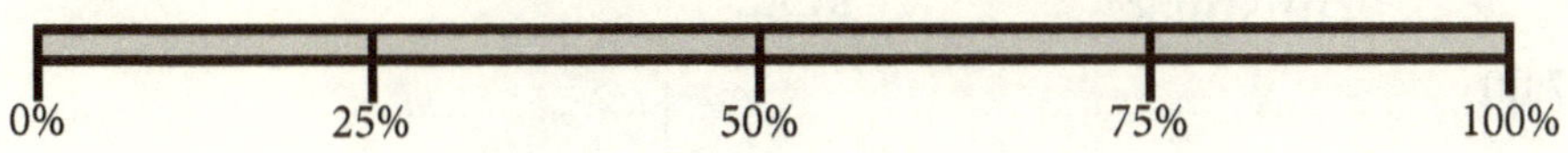

SO ZUFRIEDEN BIN ICH HEUTE

0% 25% 50% 75% 100%

BEWEGUNG UND FITNESS:	SET / REPS / DISTANZ	DAUER

DAS LIEF HEUTE GUT:

DAS KÖNNTE BESSER GEHEN:

NOTIZEN ZUM TAG:

Tag 66

6:00
7:00
8:00
9:00
10:00
11:00
12:00
13:00
14:00
15:00
16:00
17:00
18:00
19:00
20:00
21:00
22:00

Frühstück: KCAL   KCAL

Gesamt KCAL:

Mittagessen: KCAL   KCAL

Gesamt KCAL:

Snacks: KCAL   KCAL

Gesamt KCAL:

Abendessen: KCAL   KCAL

Gesamt KCAL:

Kalorien TAG:

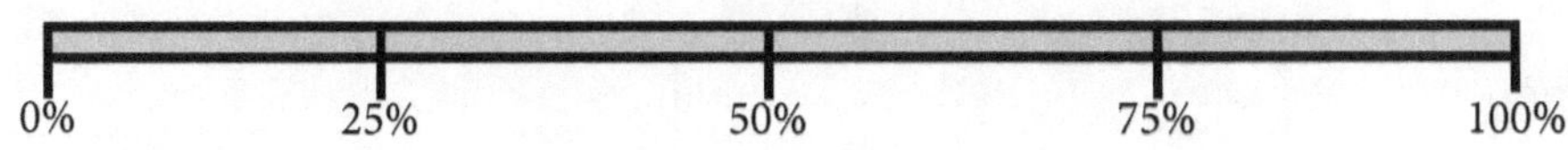

SO ZUFRIEDEN BIN ICH HEUTE

0%   25%   50%   75%   100%

BEWEGUNG UND FITNESS:	SET / REPS / DISTANZ	DAUER

DAS LIEF HEUTE GUT:

DAS KÖNNTE BESSER GEHEN:

NOTIZEN ZUM TAG:

Tag 67

6:00

Frühstück: KCAL KCAL

....
....
....
....
....

Gesamt KCAL:

Mittagessen: KCAL KCAL

....
....
....
....
....
....
....

Gesamt KCAL:

Snacks: KCAL KCAL

....
....
....

Gesamt KCAL:

Abendessen: KCAL KCAL

....
....
....
....
....

Gesamt KCAL:

Kalorien TAG:

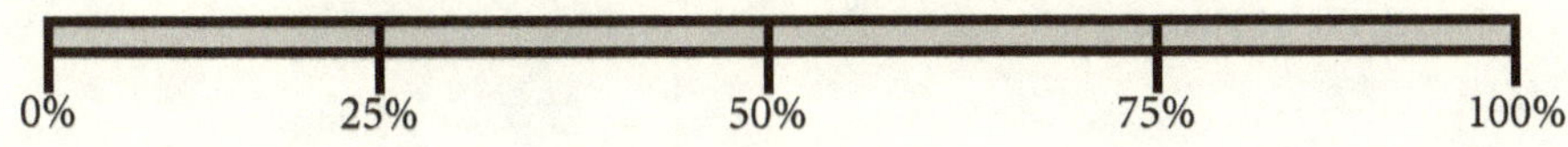

SO ZUFRIEDEN BIN ICH HEUTE

0% 25% 50% 75% 100%

BEWEGUNG UND FITNESS:	SET / REPS / DISTANZ	DAUER

DAS LIEF HEUTE GUT:

DAS KÖNNTE BESSER GEHEN:

NOTIZEN ZUM TAG:

Tag 68

6:00
7:00
8:00
9:00
10:00
11:00
12:00
13:00
14:00
15:00
16:00
17:00
18:00
19:00
20:00
21:00
22:00

Frühstück: KCAL KCAL

Gesamt KCAL:

Mittagessen: KCAL KCAL

Gesamt KCAL:

Snacks: KCAL KCAL

Gesamt KCAL:

Abendessen: KCAL KCAL

Gesamt KCAL:

Kalorien TAG:

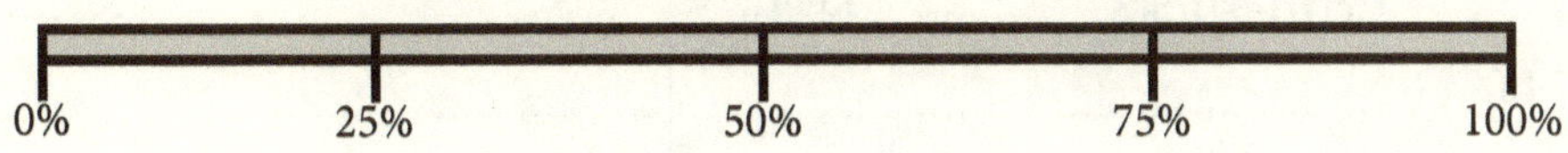

SO ZUFRIEDEN BIN ICH HEUTE

0% 25% 50% 75% 100%

BEWEGUNG UND FITNESS:	SET / REPS / DISTANZ	DAUER

DAS LIEF HEUTE GUT:

DAS KÖNNTE BESSER GEHEN:

NOTIZEN ZUM TAG:

Tag 69

6:00
7:00
8:00
9:00
10:00
11:00
12:00
13:00
14:00
15:00
16:00
17:00
18:00
19:00
20:00
21:00
22:00

Frühstück: KCAL KCAL

Gesamt KCAL:

Mittagessen: KCAL KCAL

Gesamt KCAL:

Snacks: KCAL KCAL

Gesamt KCAL:

Abendessen: KCAL KCAL

Gesamt KCAL:

Kalorien TAG:

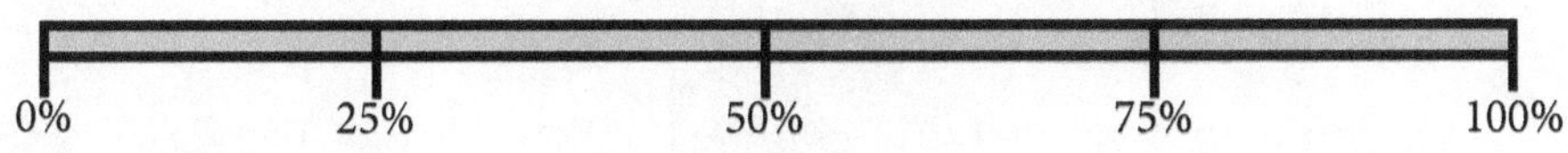

SO ZUFRIEDEN BIN ICH HEUTE

0% 25% 50% 75% 100%

BEWEGUNG UND FITNESS:

	SET / REPS / DISTANZ	DAUER

DAS LIEF HEUTE GUT:

DAS KÖNNTE BESSER GEHEN:

NOTIZEN ZUM TAG:

Tag 70

6:00
7:00
8:00
9:00
10:00
11:00
12:00
13:00
14:00
15:00
16:00
17:00
18:00
19:00
20:00
21:00
22:00

Frühstück: KCAL | KCAL

Gesamt KCAL:

Mittagessen: KCAL | KCAL

Gesamt KCAL:

Snacks: KCAL | KCAL

Gesamt KCAL:

Abendessen: KCAL | KCAL

Gesamt KCAL:

Kalorien TAG:

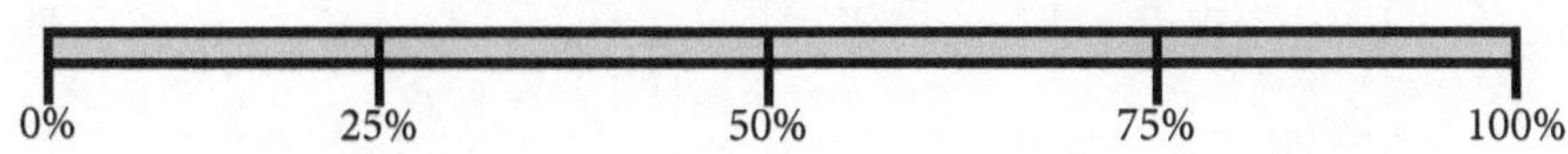

SO ZUFRIEDEN BIN ICH HEUTE

0%   25%   50%   75%   100%

BEWEGUNG UND FITNESS:	SET / REPS / DISTANZ	DAUER

DAS LIEF HEUTE GUT:

DAS KÖNNTE BESSER GEHEN:

NOTIZEN ZUM TAG:

Tag 71

<table>
<tr><td>6:00</td><td>Frühstück:</td><td>KCAL</td><td></td><td>KCAL</td></tr>
</table>

6:00

Frühstück: KCAL — KCAL

7:00

8:00

9:00

Gesamt KCAL:

10:00 — **Mittagessen:** KCAL — KCAL

11:00

12:00

13:00

14:00

Gesamt KCAL:

15:00 — **Snacks:** KCAL — KCAL

16:00

17:00

Gesamt KCAL:

Abendessen: KCAL — KCAL

18:00

19:00

20:00

21:00

Gesamt KCAL:

22:00

Kalorien TAG:

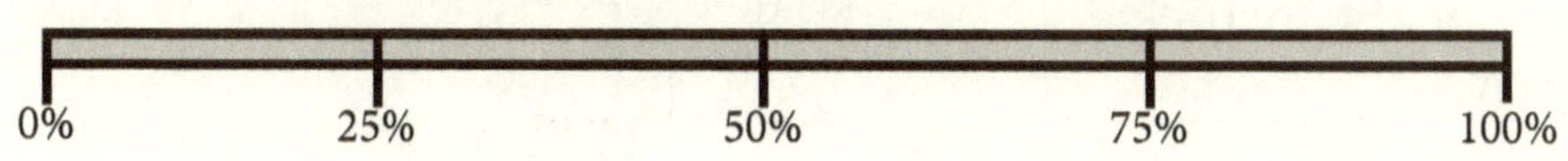

SO ZUFRIEDEN BIN ICH HEUTE

0%   25%   50%   75%   100%

BEWEGUNG UND FITNESS:	SET / REPS / DISTANZ	DAUER

DAS LIEF HEUTE GUT:

DAS KÖNNTE BESSER GEHEN:

NOTIZEN ZUM TAG:

Tag 72

Frühstück: KCAL   KCAL

....
....
....
....

Gesamt KCAL:

Mittagessen: KCAL   KCAL

....
....
....
....
....
....
....

Gesamt KCAL:

Snacks: KCAL   KCAL

....
....
....

Gesamt KCAL:

Abendessen: KCAL   KCAL

....
....
....
....
....

Gesamt KCAL:

Kalorien TAG:

6:00 · 7:00 · 8:00 · 9:00 · 10:00 · 11:00 · 12:00 · 13:00 · 14:00 · 15:00 · 16:00 · 17:00 · 18:00 · 19:00 · 20:00 · 21:00 · 22:00

SO ZUFRIEDEN BIN ICH HEUTE

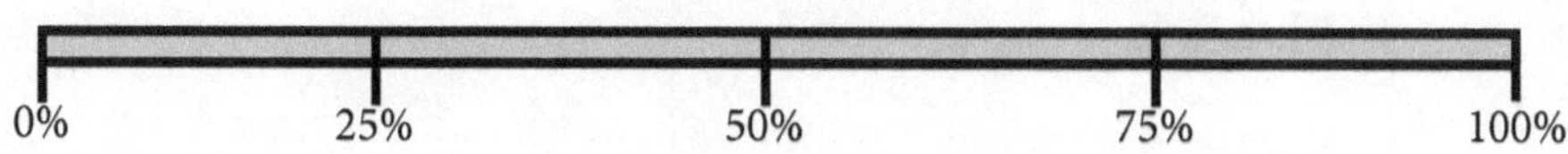

BEWEGUNG UND FITNESS:	SET / REPS / DISTANZ	DAUER

DAS LIEF HEUTE GUT:

DAS KÖNNTE BESSER GEHEN:

NOTIZEN ZUM TAG:

Tag 73

6:00

Frühstück: KCAL   KCAL

....

....

....

....

....

Gesamt KCAL:

Mittagessen: KCAL   KCAL

....

....

....

....

....

....

....

Gesamt KCAL:

Snacks: KCAL   KCAL

....

....

....

Gesamt KCAL:

Abendessen: KCAL   KCAL

....

....

....

....

Gesamt KCAL:

Kalorien TAG:

SO ZUFRIEDEN BIN ICH HEUTE

0%   25%   50%   75%   100%

BEWEGUNG UND FITNESS:	SET / REPS / DISTANZ	DAUER

DAS LIEF HEUTE GUT:

DAS KÖNNTE BESSER GEHEN:

NOTIZEN ZUM TAG:

Tag 74

6:00

Frühstück: KCAL   KCAL

7:00

8:00

9:00

Gesamt KCAL:

10:00

Mittagessen: KCAL   KCAL

11:00

12:00

13:00

14:00

Gesamt KCAL:

15:00

Snacks: KCAL   KCAL

16:00

17:00

Gesamt KCAL:

Abendessen: KCAL   KCAL

18:00

19:00

20:00

21:00

Gesamt KCAL:

Kalorien TAG:

22:00

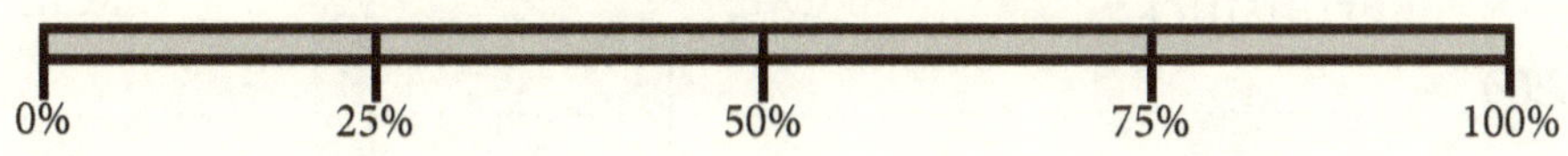

BEWEGUNG UND FITNESS:

	SET / REPS / DISTANZ	DAUER

DAS LIEF HEUTE GUT:

DAS KÖNNTE BESSER GEHEN:

NOTIZEN ZUM TAG:

Tag 75

Frühstück: KCAL   KCAL

....

....

....

....

....

Gesamt KCAL:

Mittagessen: KCAL   KCAL

....

....

....

....

....

....

....

Gesamt KCAL:

Snacks: KCAL   KCAL

....

....

....

Gesamt KCAL:

Abendessen: KCAL   KCAL

....

....

....

....

....

Gesamt KCAL:

.... **Kalorien TAG:**

6:00
7:00
8:00
9:00
10:00
11:00
12:00
13:00
14:00
15:00
16:00
17:00
18:00
19:00
20:00
21:00
22:00

SO ZUFRIEDEN BIN ICH HEUTE

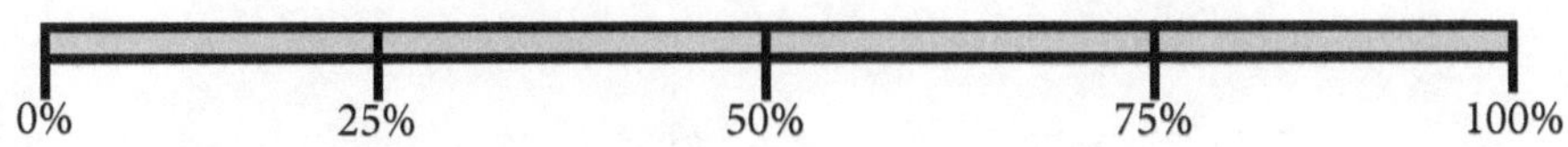

BEWEGUNG UND FITNESS:	SET / REPS / DISTANZ	DAUER

DAS LIEF HEUTE GUT:

DAS KÖNNTE BESSER GEHEN:

NOTIZEN ZUM TAG:

Tag 76

6:00

Frühstück:　　　　　KCAL　　　　　　　　　KCAL

....

....

....

....

....

Gesamt KCAL:

7:00

8:00

9:00

Mittagessen:　　　　　KCAL　　　　　　　　　KCAL

....

....

....

....

....

....

....

Gesamt KCAL:

10:00

11:00

12:00

13:00

14:00

Snacks:　　　　　KCAL　　　　　　　　　KCAL

....

....

....

Gesamt KCAL:

15:00

16:00

17:00

Abendessen:　　　　　KCAL　　　　　　　　　KCAL

....

....

....

....

....

Gesamt KCAL:

Kalorien TAG:

18:00

19:00

20:00

21:00

22:00

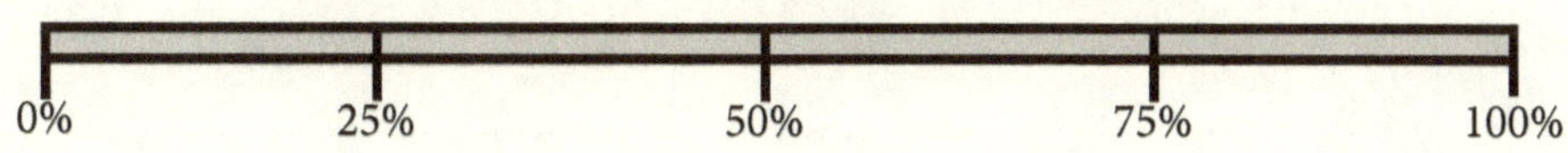

SO ZUFRIEDEN BIN ICH HEUTE

0%   25%   50%   75%   100%

BEWEGUNG UND FITNESS:

	SET / REPS / DISTANZ	DAUER

DAS LIEF HEUTE GUT:

DAS KÖNNTE BESSER GEHEN:

NOTIZEN ZUM TAG:

Tag 77

6:00
7:00
8:00
9:00
10:00
11:00
12:00
13:00
14:00
15:00
16:00
17:00
18:00
19:00
20:00
21:00
22:00

Frühstück: KCAL   KCAL

....
....
....
....
....

Gesamt KCAL:

Mittagessen: KCAL   KCAL

....
....
....
....
....
....
....

Gesamt KCAL:

Snacks: KCAL   KCAL

....
....
....

Gesamt KCAL:

Abendessen: KCAL   KCAL

....
....
....
....
....

Gesamt KCAL:

Kalorien TAG:

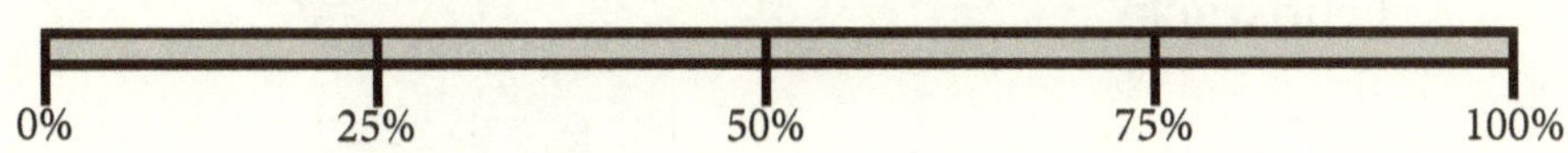

SO ZUFRIEDEN BIN ICH HEUTE

0% 25% 50% 75% 100%

BEWEGUNG UND FITNESS:

	SET / REPS / DISTANZ	DAUER

DAS LIEF HEUTE GUT:

DAS KÖNNTE BESSER GEHEN:

NOTIZEN ZUM TAG:

Tag 78

6:00
7:00
8:00
9:00
10:00
11:00
12:00
13:00
14:00
15:00
16:00
17:00
18:00
19:00
20:00
21:00
22:00

Frühstück: KCAL   KCAL

....
....
....
....
....

Gesamt KCAL:

Mittagessen: KCAL   KCAL

....
....
....
....
....
....

Gesamt KCAL:

Snacks: KCAL   KCAL

....
....
....

Gesamt KCAL:

Abendessen: KCAL   KCAL

....
....
....
....

Gesamt KCAL:

Kalorien TAG:

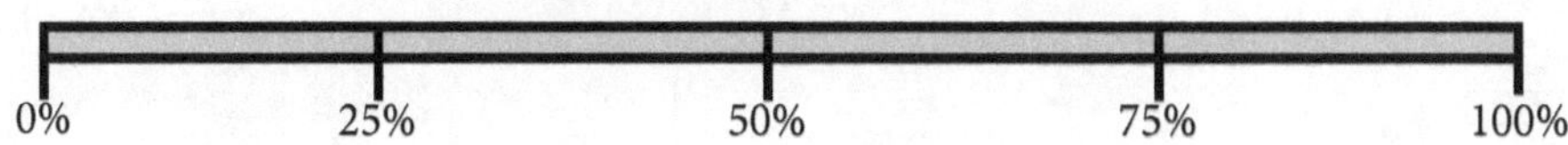

SO ZUFRIEDEN BIN ICH HEUTE

0%   25%   50%   75%   100%

BEWEGUNG UND FITNESS:	SET / REPS / DISTANZ	DAUER

DAS LIEF HEUTE GUT:

DAS KÖNNTE BESSER GEHEN:

NOTIZEN ZUM TAG:

Tag 79

6:00
7:00
8:00
9:00
10:00
11:00
12:00
13:00
14:00
15:00
16:00
17:00
18:00
19:00
20:00
21:00
22:00

Frühstück: KCAL | KCAL

Gesamt KCAL:

Mittagessen: KCAL | KCAL

Gesamt KCAL:

Snacks: KCAL | KCAL

Gesamt KCAL:

Abendessen: KCAL | KCAL

Gesamt KCAL:

Kalorien TAG:

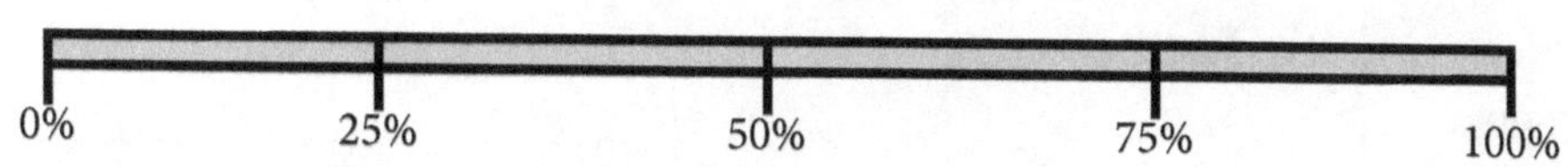

BEWEGUNG UND FITNESS:

	SET / REPS / DISTANZ	DAUER

DAS LIEF HEUTE GUT:

DAS KÖNNTE BESSER GEHEN:

NOTIZEN ZUM TAG:

Tag 80

6:00
7:00
8:00
9:00
10:00
11:00
12:00
13:00
14:00
15:00
16:00
17:00
18:00
19:00
20:00
21:00
22:00

Frühstück: KCAL | KCAL

....

....

....

....

....

Gesamt KCAL:

Mittagessen: KCAL | KCAL

....

....

....

....

....

....

....

....

Gesamt KCAL:

Snacks: KCAL | KCAL

....

....

....

Gesamt KCAL:

Abendessen: KCAL | KCAL

....

....

....

....

....

....

....

Gesamt KCAL:

Kalorien TAG:

SO ZUFRIEDEN BIN ICH HEUTE

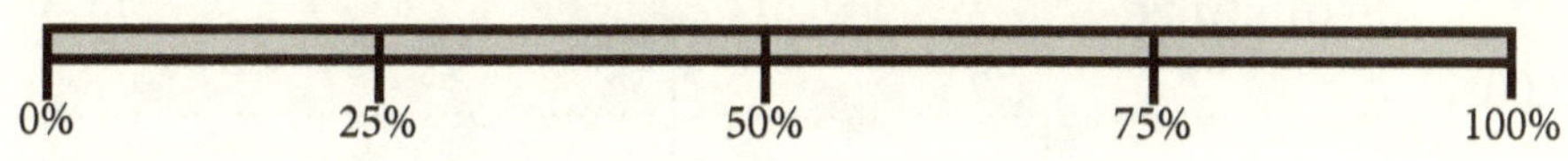

0%   25%   50%   75%   100%

BEWEGUNG UND FITNESS:	SET / REPS / DISTANZ	DAUER

DAS LIEF HEUTE GUT:

DAS KÖNNTE BESSER GEHEN:

NOTIZEN ZUM TAG:

Tag 81

6:00

7:00

8:00

9:00

10:00

11:00

12:00

13:00

14:00

15:00

16:00

17:00

18:00

19:00

20:00

21:00

22:00

Frühstück: KCAL   KCAL

Gesamt KCAL:

Mittagessen: KCAL   KCAL

Gesamt KCAL:

Snacks: KCAL   KCAL

Gesamt KCAL:

Abendessen: KCAL   KCAL

Gesamt KCAL:

Kalorien TAG:

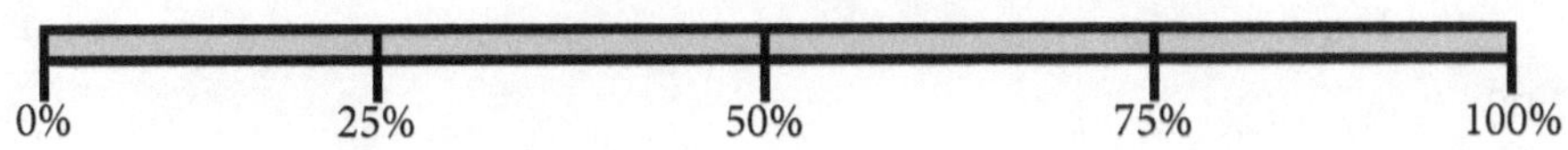

SO ZUFRIEDEN BIN ICH HEUTE

0%   25%   50%   75%   100%

BEWEGUNG UND FITNESS:	SET / REPS / DISTANZ	DAUER

DAS LIEF HEUTE GUT:

DAS KÖNNTE BESSER GEHEN:

NOTIZEN ZUM TAG:

Tag 82

6:00
7:00
8:00
9:00
10:00
11:00
12:00
13:00
14:00
15:00
16:00
17:00
18:00
19:00
20:00
21:00
22:00

Frühstück: KCAL KCAL

Gesamt KCAL:

Mittagessen: KCAL KCAL

Gesamt KCAL:

Snacks: KCAL KCAL

Gesamt KCAL:

Abendessen: KCAL KCAL

Gesamt KCAL:

Kalorien TAG:

SO ZUFRIEDEN BIN ICH HEUTE

0%   25%   50%   75%   100%

BEWEGUNG UND FITNESS:

	SET / REPS / DISTANZ	DAUER

DAS LIEF HEUTE GUT:

DAS KÖNNTE BESSER GEHEN:

NOTIZEN ZUM TAG:

Tag 83

6:00
7:00
8:00
9:00
10:00
11:00
12:00
13:00
14:00
15:00
16:00
17:00
18:00
19:00
20:00
21:00
22:00

Frühstück: KCAL KCAL

Gesamt KCAL:

Mittagessen: KCAL KCAL

Gesamt KCAL:

Snacks: KCAL KCAL

Gesamt KCAL:

Abendessen: KCAL KCAL

Gesamt KCAL:

Kalorien TAG:

SO ZUFRIEDEN BIN ICH HEUTE

0% 25% 50% 75% 100%

BEWEGUNG UND FITNESS:	SET / REPS / DISTANZ	DAUER

DAS LIEF HEUTE GUT:

DAS KÖNNTE BESSER GEHEN:

NOTIZEN ZUM TAG:

Tag 84

6:00

Frühstück:　　　　　KCAL　　　　　　　　　　　KCAL

7:00

8:00

9:00

　　　　　　　　　　　　　　　　　　　Gesamt KCAL:

10:00　　**Mittagessen:**　　　KCAL　　　　　　　　KCAL

11:00

12:00

13:00

14:00

　　　　　　　　　　　　　　　　　　　Gesamt KCAL:

15:00　　**Snacks:**　　　　KCAL　　　　　　　　　KCAL

16:00

17:00　　　　　　　　　　　　　　　　Gesamt KCAL:

Abendessen:　　　KCAL　　　　　　　　　KCAL

18:00

19:00

20:00

21:00　　　　　　　　　　　　　　Gesamt KCAL:

　　　　　　　　　　　　　　　Kalorien TAG:

22:00

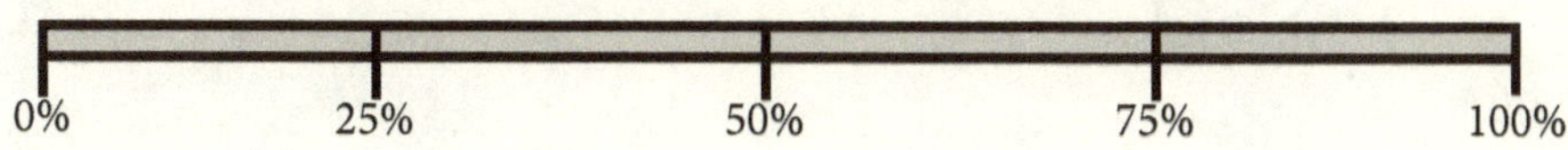

BEWEGUNG UND FITNESS:	SET / REPS / DISTANZ	DAUER

DAS LIEF HEUTE GUT:

DAS KÖNNTE BESSER GEHEN:

NOTIZEN ZUM TAG:

Tag 85

6:00			
7:00			
8:00			
9:00			
10:00			
11:00			
12:00			
13:00			
14:00			
15:00			
16:00			
17:00			
18:00			
19:00			
20:00			
21:00			
22:00			

Frühstück: KCAL | KCAL

Gesamt KCAL:

Mittagessen: KCAL | KCAL

Gesamt KCAL:

Snacks: KCAL | KCAL

Gesamt KCAL:

Abendessen: KCAL | KCAL

Gesamt KCAL:

Kalorien TAG:

SO ZUFRIEDEN BIN ICH HEUTE

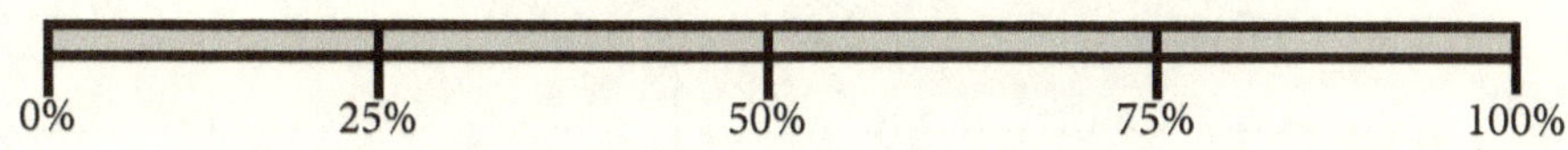

BEWEGUNG UND FITNESS:	SET / REPS / DISTANZ	DAUER

DAS LIEF HEUTE GUT:

DAS KÖNNTE BESSER GEHEN:

NOTIZEN ZUM TAG:

Tag 86

6:00

7:00

8:00

9:00

10:00

11:00

12:00

13:00

14:00

15:00

16:00

17:00

18:00

19:00

20:00

21:00

22:00

Frühstück: KCAL | KCAL

Gesamt KCAL:

Mittagessen: KCAL | KCAL

Gesamt KCAL:

Snacks: KCAL | KCAL

Gesamt KCAL:

Abendessen: KCAL | KCAL

Gesamt KCAL:

Kalorien TAG:

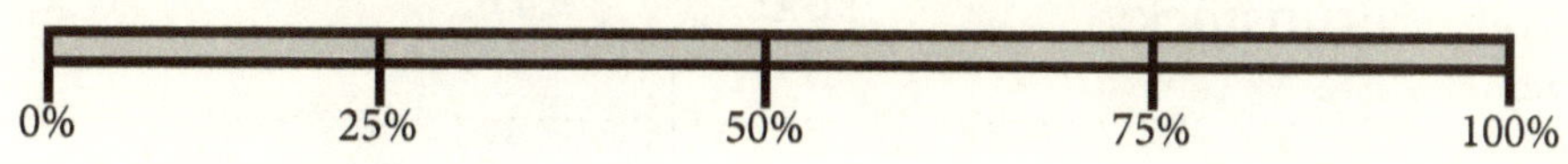

BEWEGUNG UND FITNESS:

	SET / REPS / DISTANZ	DAUER

DAS LIEF HEUTE GUT:

DAS KÖNNTE BESSER GEHEN:

NOTIZEN ZUM TAG:

Tag 87

6:00
7:00
8:00
9:00
10:00
11:00
12:00
13:00
14:00
15:00
16:00
17:00
18:00
19:00
20:00
21:00
22:00

Frühstück: KCAL KCAL

....
....
....
....

Gesamt KCAL:

Mittagessen: KCAL KCAL

....
....
....
....
....
....
....

Gesamt KCAL:

Snacks: KCAL KCAL

....
....
....

Gesamt KCAL:

Abendessen: KCAL KCAL

....
....
....
....
Frühstück: KCAL KCAL

Gesamt KCAL:

Kalorien TAG:

SO ZUFRIEDEN BIN ICH HEUTE

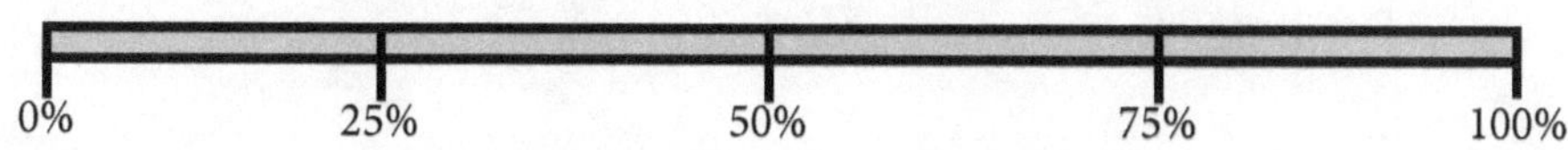

BEWEGUNG UND FITNESS:	SET / REPS / DISTANZ	DAUER

DAS LIEF HEUTE GUT:

DAS KÖNNTE BESSER GEHEN:

NOTIZEN ZUM TAG:

Tag 88

6:00		
7:00		
8:00		
9:00		
10:00		
11:00		
12:00		
13:00		
14:00		
15:00		
16:00		
17:00		
18:00		
19:00		
20:00		
21:00		
22:00		

Frühstück: KCAL — KCAL

Gesamt KCAL:

Mittagessen: KCAL — KCAL

Gesamt KCAL:

Snacks: KCAL — KCAL

Gesamt KCAL:

Abendessen: KCAL — KCAL

Gesamt KCAL:

Kalorien TAG:

SO ZUFRIEDEN BIN ICH HEUTE

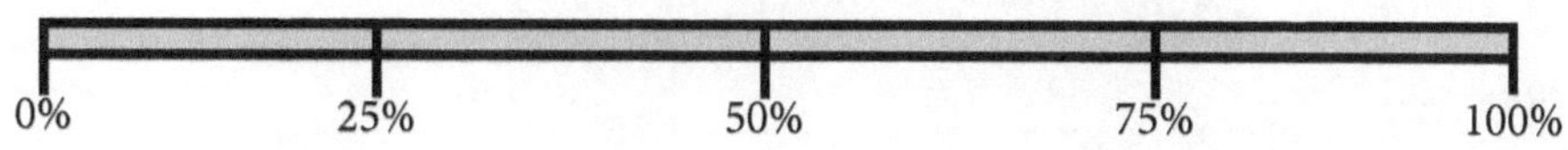

0% 25% 50% 75% 100%

BEWEGUNG UND FITNESS:	SET / REPS / DISTANZ	DAUER

DAS LIEF HEUTE GUT:

DAS KÖNNTE BESSER GEHEN:

NOTIZEN ZUM TAG:

Tag 89

6:00

Frühstück: KCAL   KCAL

....
....
....
....
....

Gesamt KCAL:

Mittagessen: KCAL   KCAL

....
....
....
....
....
....
....

Gesamt KCAL:

Snacks: KCAL   KCAL

....
....
....

Gesamt KCAL:

Abendessen: KCAL   KCAL

....
....
....
....
....
....

Gesamt KCAL:

Kalorien TAG:

SO ZUFRIEDEN BIN ICH HEUTE

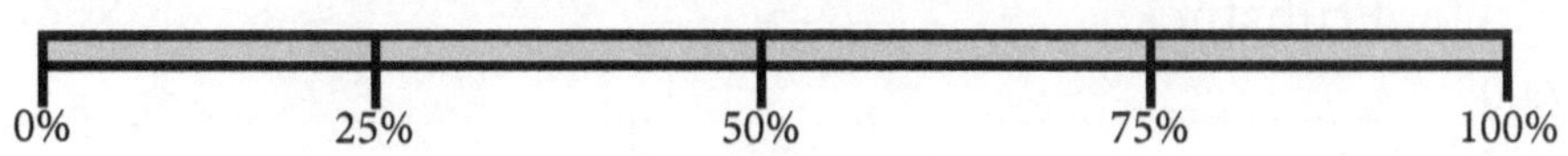

BEWEGUNG UND FITNESS:	SET / REPS / DISTANZ	DAUER

DAS LIEF HEUTE GUT:

DAS KÖNNTE BESSER GEHEN:

NOTIZEN ZUM TAG:

!! Tag 90 !!

Frühstück:

KCAL

KCAL

Gesamt KCAL:

Mittagessen:

KCAL

KCAL

Gesamt KCAL:

Snacks:

KCAL

KCAL

Gesamt KCAL:

Abendessen:

KCAL

KCAL

Gesamt KCAL:

Kalorien TAG:

6:00
7:00
8:00
9:00
10:00
11:00
12:00
13:00
14:00
15:00
16:00
17:00
18:00
19:00
20:00
21:00
22:00

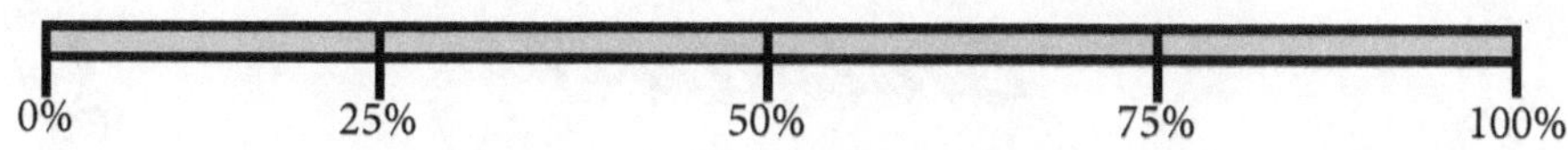

SO ZUFRIEDEN BIN ICH HEUTE

0%   25%   50%   75%   100%

BEWEGUNG UND FITNESS:

	SET / REPS / DISTANZ	DAUER

DAS LIEF HEUTE GUT:

DAS KÖNNTE BESSER GEHEN:

NOTIZEN ZUM TAG:

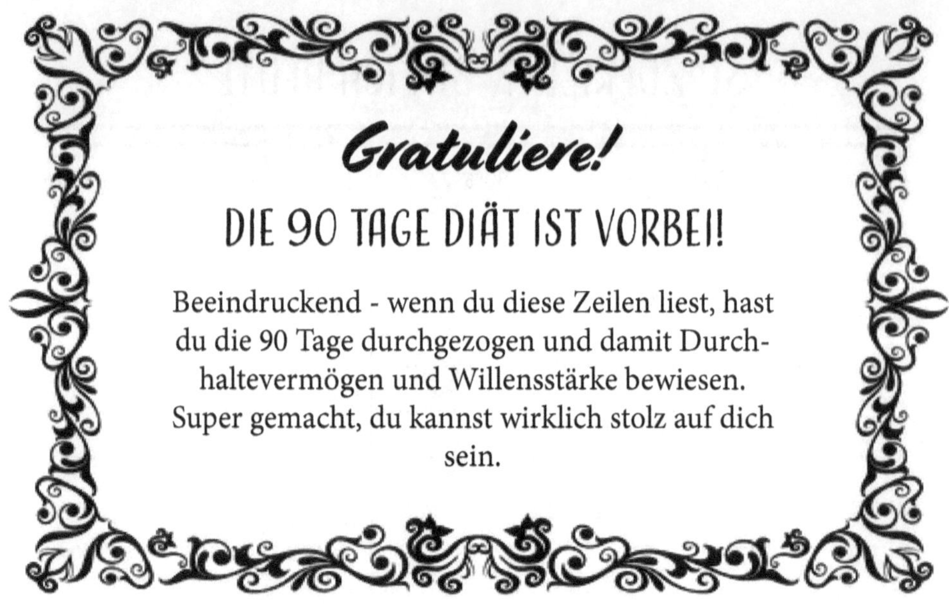

Tipp Nr. 5

BEHALTE EINIGE GEWOHNHEITEN BEI

Mein letzter Tipp ist gleichzeitig auch mein Abschlusswort, denn du hast die 90 Tage bewältigt. Super. Nun solltest du aber nicht gleich wieder alle neu gewonnenen Erkenntnisse und antrainierten Gewohnheiten über Boot werfen, sondern übernimm einige auch zukünftig in deinen Alltag. Nun fällt es dir leichter Gewohnheiten direkt in deinen Leben zu integrieren und das solltest du auch machen.

Ich hoffe du hattest viel Erfolg und Spaß mit diesem 90 Tage Abnehm Protokoll. Ich wünsche dir auch weiterhin viel Erfolg mit deinen zukünftigen Projekten.

So waren die letzten 90 Tage:

Platz für ein Foto

Platz für Notizen:

Platz für Notizen:

Platz für Notizen:

IMPRESSUM:
Published by:
stefan.niedermuehlbichler@gmx.at
Niedermühlbichler Stefan
Mariahilfstraße 1
6020 Innsbruck
Austria

www.ingramcontent.com/pod-product-compliance
Lightning Source LLC
Chambersburg PA
CBHW051443250726
48655CB00001B/217